Samenwerkingsperikelen in de huisartspraktijk

Samenwerkingsperikelen in de huisartspraktijk

Annette Berendsen
Jan Schuling

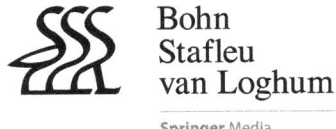

Houten 2011

© 2011 Bohn Stafleu van Loghum, onderdeel van Springer Media

Alle rechten voorbehouden. Niets uit deze uitgave mag worden verveelvoudigd, opgeslagen in een geautomatiseerd gegevensbestand, of openbaar gemaakt, in enige vorm of op enige wijze, hetzij elektronisch, mechanisch, door fotokopieën of opnamen, hetzij op enige andere manier, zonder voorafgaande schriftelijke toestemming van de uitgever.

Voor zover het maken van kopieën uit deze uitgave is toegestaan op grond van artikel 16b Auteurswet j° het Besluit van 20 juni 1974, Stb. 351, zoals gewijzigd bij het Besluit van 23 augustus 1985, Stb. 471 en artikel 17 Auteurswet, dient men de daarvoor wettelijk verschuldigde vergoedingen te voldoen aan de Stichting Reprorecht (Postbus 3051, 2130 KB Hoofddorp). Voor het overnemen van (een) gedeelte(n) uit deze uitgave in bloemlezingen, readers en andere compilatiewerken (artikel 16 Auteurswet) dient men zich tot de uitgever te wenden.

Samensteller(s) en uitgever zijn zich volledig bewust van hun taak een betrouwbare uitgave te verzorgen. Niettemin kunnen zij geen aansprakelijkheid aanvaarden voor drukfouten en andere onjuistheden die eventueel in deze uitgave voorkomen.

ISBN 9789031382446
NUR 870

Ontwerp omslag: A-Graphics Design, Apeldoorn
Ontwerp binnenwerk: Studio Bassa, Culemborg
Automatische opmaak: Crest Premedia Solutions (P) Ltd, Pune, India
Illustraties: Bert Cornelius

Bohn Stafleu van Loghum
Het Spoor 2
Postbus 246
3990 GA Houten

www.bsl.nl

Inhoud

	Voorwoord	7

BINNEN DE HUISARTSVOORZIENING; HORIZONTAAL (BINNEN DE EIGEN HUISARTSVOORZIENING EN HAGRO) — 9

1. **Ik werk harder dan jij!** – visie op huisartsenzorg, verdeling van randvoorwaardelijke taken — 11

2. **Dat zou ik heel anders hebben gedaan!** – dokteren aan dezelfde patiënt; overdracht van patiëntgebonden informatie — 16

3. **Onze vergaderingen lopen altijd uit!** – voorwaarden voor effectief vergaderen — 21

4. **Dat is een kunstfout!** – veilig incident melden — 28

BINNEN DE HUISARTSVOORZIENING; VERTICAAL (LEIDINGGEVEN AAN EN SAMENWERKEN MET EIGEN PERSONEEL) — 35

5. **Zo zijn onze regels!** – conflicterende loyaliteiten tussen medewerkers in een HOED, verschillen in praktijkregels, afspraken over verdeling van taken tussen medewerkers — 37

6. **Oh, dat kan ik wel doen!** – het aanleren van vaardigheden door medewerkers — 42

7	**Moet ik daarover beslissen?** – delegeren van begeleidende taken aan, en superviseren van de praktijkondersteuner	46
8	**Een jaargesprek? Maar we spreken elkaar de hele dag al!** – doel, opbouw en planning van een jaargesprek	51

BUITEN DE HUISARTSVOORZIENING (MET ANDERE SPECIALISTEN) 59

9	**Laat maar komen!** – telefonisch overleg met medisch specialisten	61
10	**Zo werken we langs elkaar heen!** – samenwerken met meerdere specialisten bij complexe patiënten	66

Voorwoord

Nog niet zo lang geleden, zeg een jaar of dertig, was de huisarts een dokter die ervan hield om alleen te werken. Samen met een assistente, meestal de echtgenote, bestierde hij een praktijk van meer dan 3000 patiënten, voorzag z'n patiënten zelf van medicatie, deed zelf bevallingen en was dag en nacht beschikbaar. En dat allemaal vanuit z'n eigen woonhuis.
Deze huisarts zou weleens nog steeds praktijk kunnen voeren. Wat heeft hij dan veel meegemaakt!
Samen met je echtgenote een praktijk bestieren is tegenwoordig bijna niet meer voorstelbaar. Zeven dagen van de week, dag en nacht beschikbaar zijn bestaat niet meer. De huisartspraktijk is veranderd in een huisartsenvoorziening. Continuïteit van zorg regel je door goede afspraken met je collega's en de huisartsenpost. Bovendien heeft een partner meestal een eigen carrière.
De solist van toen werkt nu in een team met meerdere collega-huisartsen, een aantal praktijkondersteuners, een nurse practitioner en een groot aantal parttime doktersassistentes. Allemaal onder één dak.
Solist word je natuurlijk niet zomaar, dat vraagt wat van je karakter. Beetje eigenzinnig, 'laat mij het nou maar op mijn manier doen', 'zoals ik het doe, is het goed' en vooral geen pottenkijkers. Als huisartsvoorziening heb je meer aan een 'team player' die gericht is op samenwerken, transparantie en feedback.
De huisartsenzorg is ook veranderd. De overheid stimuleert de verschuiving van tweedelijnszorg voor chronisch zieke mensen naar de eerste lijn. Dat betekent dat er veel overleg nodig is met de tweede en derde lijn, afspraken over wat de huisarts doet en wanneer we om advies vragen, of we verwijzen.
Solistisch werkende huisartsen zijn aan het verdwijnen; jonge aankomende huisartsen geven aan dat ze veel liever in een samenwerkingsverband willen werken. Dat samenwerken blijkt in de praktijk echter veel minder eenvoudig dan tijdens de opleiding werd gedacht.

De auteurs van het boekje *Samenwerkingsperikelen in de huisartspraktijk* geven enig houvast. Om te beginnen geven ze je de geruststelling dat al heel veel collega's je zijn voorgegaan. Het ligt dus meestal niet aan jou (alleen). Zonder de pretentie te hebben compleet te willen zijn, beschrijven ze op een prettige manier wat je als nieuwkomer op samenwerkingsgebied zoal kan overkomen. Ze doen dit aan de hand van zeer herkenbare casuïstiek. Een aanrader voor iedereen die al samenwerkt of wil (of moet) gaan samenwerken.

Marjolein Berger
Prof. dr. M.Y. Berger, hoofd afdeling Huisartsgeneeskunde UMCG

Binnen de huisartsvoorziening; horizontaal (binnen de eigen huisartsvoorziening en HAGRO)

Ik werk harder dan jij

Casus

Vijf jaar geleden ben je als nieuwe maat in een duopraktijk gestapt. Met veel enthousiasme heb je met je collega, die tien jaar ouder is, de praktijk gemoderniseerd. Je hebt veel tijd gestoken in de ICT en de praktijkorganisatie. Dat loopt nu allemaal veel beter. Ook privé was er veel contact, met etentjes en andere afspraken. Nu draait de praktijk goed, de patiënten zijn gelijk verdeeld en op naam ingeschreven. De roerige tijd is voorbij en het privécontact is wat aan het verwateren. Jouw collega heeft een wat andere manier van omgaan met patiënten. Hij legt vaak een visite af, ook voor controles. Je merkt dit verschil tijdens vakantiewaarneming. Het lijkt je geen probleem: ieder moet op zijn eigen manier kunnen dokteren. Jouw idee is dat patiënten deels ook zelf verantwoordelijkheid moeten nemen. Het effect is wel dat je altijd eerder klaar bent met de patiëntenzorg en tussendoor de tijd hebt om de krant te lezen en even te ontspannen.

De laatste maanden merk je dat je collega wat terloopse opmerkingen maakt. Ook zijn vrouw klaagde laatst op een verjaardagsborrel dat haar man nooit eens kan gaan tennissen aan het eind van de middag, zoals jij vaak doet. Ze liet daarbij een opmerking vallen over het gelijk verdelen van lusten en lasten. Jouw collega heeft nagekeken hoeveel patiënten bij ieder van jullie stonden ingeschreven en meldde dat hij er meer had. Het ging om honderd patiënten. Later meldde hij dat zijn percentage 65-plussers groter is. Ook wordt het aantal consulten en visites zo nu en dan bijgehouden en duidelijk gecommuniceerd. Het gaat om losse opmerkingen die wat blijven zeuren in je hoofd en je een onprettig gevoel geven.

Gisteren was er weer een opmerking over hoe duur studerende kinderen zijn. Na een wat halve reactie van jouw kant barstte de bom. Jouw collega liep leeg met verwijten over hoe duur de modernisering was geweest. Dat hij voor de meeste inkomsten zorgt. Dat jij een gat in je hand hebt wat betreft allerlei nieuwigheden in de praktijk. Hij baalt als jij met de benen op het bureau de krant leest, terwijl hij zich het vuur uit de sloffen loopt.

Dit schoot bij jou in het verkeerde keelgat. Je werd boos en wreef je collega onder de neus dat je ontzettend veel tijd in de ICT had gestoken, dat dankzij jou de praktijk beter was georganiseerd en dat hij een ouderwetse dokter was die zijn patiënten afhankelijk maakte.

Met boze koppen zijn jullie uit elkaar gegaan. Jullie waren net professioneel genoeg om af te spreken dat er nog maar eens moest worden nagepraat als de emoties waren gezakt.

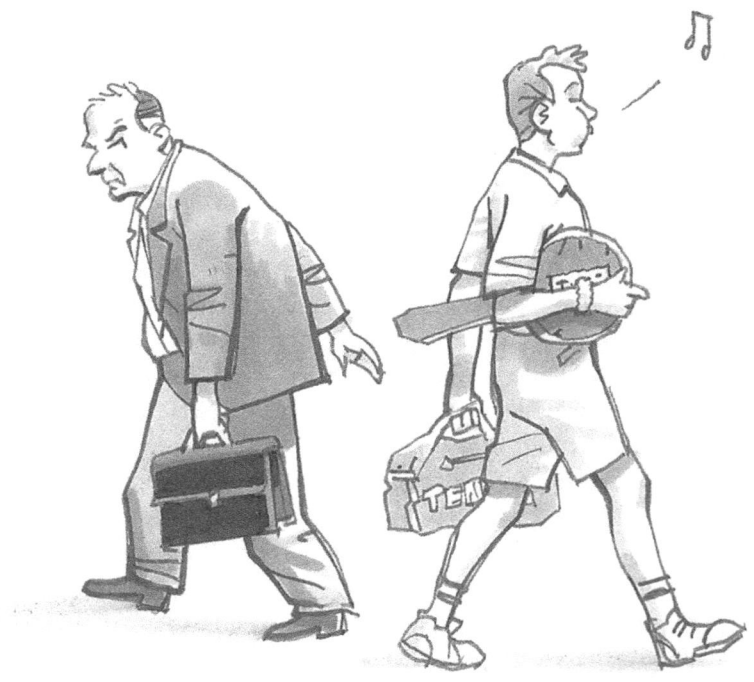

Analyse

In deze casus is na de wittebroodsweken van het nieuwe samenwerkingsverband de stabilisatiefase aangebroken. Verschillen tussen de huisartsen komen dan aan het licht en kunnen leiden tot veroordelingen over en weer. Tijdens de wittebroodsweken was er in deze casus sprake van een intensief contact, ook met de partners van de huisartsen. Hierin schuilt het gevaar dat men zich later moeilijk kan terugtrekken uit sociale verplichtingen zoals etentjes en verjaardagsbezoek. Ook kunnen intensieve privécontacten in de hand werken dat de partners van de huisartsen zich bemoeien met de samenwerking en de verdeling van de werkzaamheden.

In de stabilisatiefase blijkt dat er een verschil van opvatting bestaat over het 'dokteren'. In deze casus draait het om een verschil van opvatting over zorgzaamheid en bemoeizorg. Dit is niet expliciet besproken. Dat is wel belangrijk, voor de huisartsen zelf, voor andere werkers in de praktijk en in dit geval natuurlijk ook voor de partners van de huisartsen. Als dit expliciet wordt besproken, is het duidelijker welke verschillen er zijn en hoe met deze verschillen moet worden omgegaan.

Een verschil in het leveren van zorg vraagt om acceptatie en respect voor elkaars stijl in plaats van een veroordeling daarvan.

Theorie en oplossingen

Er zal een gesprek tussen beide huisartsen moeten plaatsvinden waarin de boosheid wordt besproken en men de eigen visie expliciteert. Waardoor voelt men zich zo geprikkeld en wat voor rol spelen de partners in het geheel? Het zou goed zijn om voor een dergelijk gesprek een aparte afspraak te maken en van tevoren de agenda te bepalen. Beide partijen kunnen zich dan voorbereiden. Als de partners een onderdeel zijn van het probleem, moeten zij in de oplossing worden betrokken. Tijdens dit gesprek worden de visies op het gebied van de patiëntenzorg en de bedrijfsvoering geformuleerd.

Ter voorbereiding is het goed stil te staan bij de eigen houding tegenover de patiëntenzorg. Hoeveel eigen verantwoordelijkheid geef je patiënten, hoe 'paternalistisch' ben je zelf? Vervolgens kunnen de visies tijdens het gesprek worden gecommuniceerd. Je kunt nu verschillen respecteren en accepteren, maar ook grenzen stellen. Deze grenzen worden doorgaans bepaald door het verschil in inkomsten en vrije tijd dat men nog bereid is te accepteren.

Bij het stellen van grenzen kan worden gedacht aan het volgende:
- Het aantal ingeschreven patiënten mag niet meer dan vijftig verschillen. Hierbij legt men vast of deze peiling maandelijks of eenmaal per kwartaal plaatsvindt.
- Het vaststellen van de verdeling van het aantal bewerkelijke patiënten. Bij een te groot verschil in het aantal patiënten uit probleemwijken of ouderen neemt een van de twee partners geen nieuwe patiënten uit die categorie meer aan. Eventueel worden patiënten overgenomen door de andere huisarts.

Ten aanzien van de bedrijfsvoering is het ook belangrijk de werkbelasting te bespreken. Wie voert de gemeenschappelijke taken uit op het gebied van:
- de accommodatie (schoonmaak, meubilair, reparaties, inkoop, huur etc.);
- de automatisering;

Bij een groepspraktijk zijn er ook andere gemeenschappelijke taken, zoals:
- personeelszaken;
- de financiën en het contact met de accountant.

Deze taken verdeelt men over het algemeen afhankelijk van de belangstelling van de betrokken dokters. De taken kunnen al dan niet gelijk worden verdeeld. Ook is een optie dat de ene huisarts meer patiëntenzorg op zich neemt en de ander meer taken op het gebied van de bedrijfsvoering.

Het is vervolgens aan te bevelen deze afspraken schriftelijk vast te leggen.

Bij een verschil in visie op de patiëntenzorg is het belangrijk de consequenties na te gaan. Een eventueel verschil moet worden geaccepteerd en gerespecteerd als je met elkaar verder wilt. Voor het overige is het belangrijk elkaar te vertrouwen en elkaar wat te gunnen. Bij een ongelijke verdeling die niet meer acceptabel is, zijn afspraken mogelijk over de verdeling van het aantal patiënten, over de taken ten aanzien van de bedrijfsvoering en ten slotte kan er ook een andere inkomstenverdeling worden gemaakt.

Overeenkomstige situaties

Het verdelen van de vakanties.
Een verschil in het gebruikmaken van de diensten van de POH.
De verdeling van de diensten op de huisartsenpost.

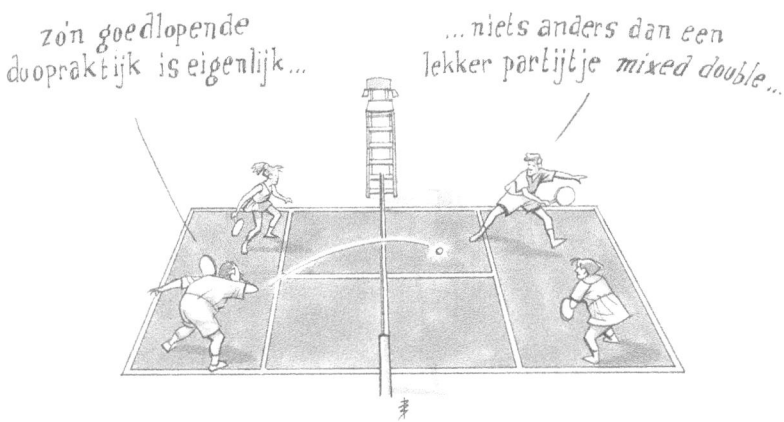

De werkverdeling tussen de huisartsopleider en diens aios of tussen de huisarts en diens hidha.

Leerpunten

- Deel met elkaar je visie op de eigen verantwoordelijkheid van patiënten. Hoe 'paternalistisch' zijn jullie? Wat is het verschil tussen zorgzaamheid en bemoeizorg?
- Kijk waar ieders kracht ligt. Wat is je bijdrage aan de praktijk?
- Kijk niet naar wat de ander *niet* doet, maar naar wat de ander goed kan.
- Maak zo nodig concrete afspraken over de werkverdeling op het gebied van patiëntenzorg en bedrijfsvoering.

Literatuur, hulpbronnen

Emanuel EJ, Emanuel LL. Four models of the physician-patient relationship. JAMA 1992;267:2221-6.

Haan J de, Dijkers FW, Nijland A (red). Praktijkvoering voor de huisarts. Maarssen: Elsevier gezondheidszorg, 2005.

Overzicht supervisoren en teamcoaches. Nederlands Huisartsengenootschap (http://nhg.artsennet.nl/expertgroepen/supervisoren-en-teamcoaches.htm)

Ramler P, Raadgers W. Samenwerken vergt onderhoud. Leusden: Springer Uitgeverij, 2005.

Vahl R. Mediation als alternatief voor rechter of arbitrage. Arts en Auto 2010;8:18-22.

Dat zou ik heel anders hebben gedaan!

Casus

Je voert samen met je collega Kees een duopraktijk, waarbij de patiënten niet op naam van één van beiden staan ingeschreven, maar op de praktijknaam. Sommige patiënten hebben een uitgesproken voorkeur voor één van jullie, maar voor de meeste mensen bepaalt het toeval welke dokter zij treffen.

Mirjam Scheepstra, 15 jaar, is al enkele weken erg moe. De klachten zijn zonder duidelijke aanleiding begonnen. Ook kan ze de laatste tijd slecht slapen. Moeder komt met haar mee en benadrukt dat Mirjam echt geen 'pieper' is.

Je vindt bij anamnese en onderzoek geen duidelijke afwijkingen. Je kent de ouders, van wie de vader fysiotherapeut is (en graag meedoktert), als tamelijk perfectionistisch, maar zonder grote gezondheidsproblemen. Je vraagt naar zorgen bij Mirjam, maar die ontkent zij categorisch. Moeder vertelt dat haar man aan 'bloedarmoede' denkt en graag een bloedonderzoek wil. Je geeft een briefje mee voor een algemeen bloedonderzoek en vraagt hen terug te komen om de uitslag te bespreken.

Enkele dagen later bezoeken moeder en dochter je collega Kees om de uitslag te vernemen. De uitslagen zijn goed, het Hb is laag-normaal. Kees schrijft een recept uit voor een ferrofumaraatkuur. Na vier weken komt Mirjam met haar moeder bij je terug: de ferrofumaraat heeft eigenlijk niets geholpen. Ze is nog steeds erg moe. Haar moeder vermoedt de ziekte van Pfeiffer en dringt aan op uitbreiding van het bloedonderzoek. Al vind je daarvoor geen aanwijzingen, je kiest ervoor dit verzoek te honoreren om zo een ingang te scheppen voor een gesprek over andere mogelijke oorzaken voor de moeheid.

Een week later volg je echter een nascholingscursus en neemt Kees de honneurs waar. Hij ziet een uitslag die past bij een doorgemaakte, maar niet actuele mononucleosis infectiosa.
Ja, en nu? vraagt moeder. Het gaat niet goed zo hoor, door al dat schoolverzuim dreigt Mirjam te blijven zitten, terwijl zij juist zo haar best doet. Kees besluit tot een beleid van rust, regelmaat en revalidatie. Mirjam gaat halve dagen naar school, neemt in de middag twee uur rust en gaat driemaal per week onder leiding van een fysiotherapeut zwemmen om zo haar lichamelijke conditie te verbeteren.
Als je dat hoort na terugkomst van de cursus, roep je verontwaardigd: 'Dat zou ik heel anders hebben gedaan!'

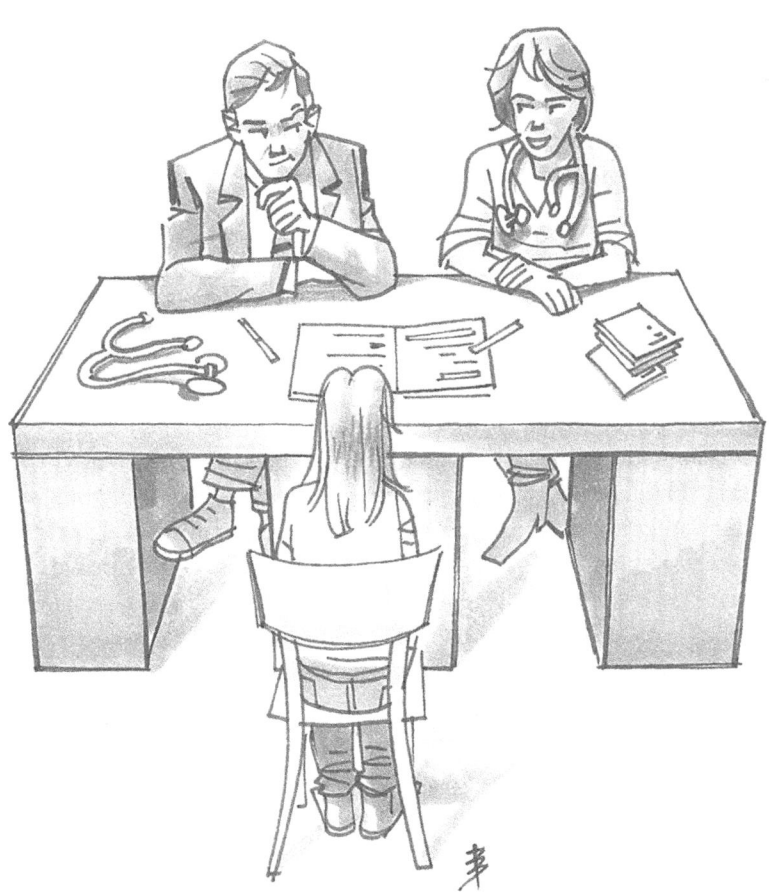

Analyse

Bij een inschrijving op naam van de praktijk zijn de patiënten vrij in de keuze van hun huisarts. Voor korte episodes, zoals bovenste luchtweginfecties, urineweginfecties en sportblessures, bestaat hiertegen geen bezwaar; de meeste problemen worden in één tot twee contacten afgehandeld. Vergt een probleem echter meerdere contacten die zich uitstrekken over langere tijd, dan is continuïteit van zorg een belangrijk aandachtspunt. Zeker voor klachten waarbij meerdere interpretaties mogelijk zijn, kan het wisselen van dokter in dezelfde episode tot een wisseling van aanpak leiden. De praktijkassistente lijkt bij het maken van de afspraken geen rekening te hebben gehouden met het feit dat Mirjam al eerder met dezelfde klacht is geweest. De kans om het probleem van wisselende dokters te voorkomen, is daarmee gemist. Doordat Mirjam een andere dokter treft, die ook voor een andere aanpak kiest, wordt er geen consistent beleid gevoerd. Klaarblijkelijk hebben de beide huisartsen in het dossier van Mirjam onvoldoende helder en expliciet hun bevindingen en beleidsplan genoteerd. De volgende dokter sluit daardoor niet aan bij het ingezette beleid. Waar de één koos voor het inzetten van een bloedonderzoek om een vruchtbaar klimaat te scheppen voor een gesprek over eventuele psychosociale factoren, ging de ander verder op het aangereikte somatische spoor. Kennelijk voeren de artsen geen overleg over patiënten die zij beiden gezien hebben, waardoor bijsturen van het beleid niet mogelijk is.

Theorie en oplossingen

Het werken in deeltijd in de gezondheidszorg neemt steeds meer toe. Om de continuïteit van zorg te waarborgen, zijn de volgende condities noodzakelijk:

1 De praktijkassistente vraagt aan de telefoon niet alleen naar de reden van komst, maar ook of de patiënt al eerder met deze klacht is geweest en zo ja, welke dokter geraadpleegd is. In principe wordt een nieuw contact in dezelfde episode bij dezelfde arts gemaakt, tenzij patiënt of huisarts nadrukkelijk anders wenst. Persoonlijke continuïteit is niet alleen prettig voor de betrokkenen, maar voorkomt ook tijdrovende overdracht van informatie en mogelijke misverstanden indien deze overdracht onvolledig plaatsvindt.

2 Wil de huisarts continuïteit van zorg waarborgen, dan dient de verslaglegging in het HIS helder en compleet te zijn (SOEP-systeem). Naast de klachten van de patiënt onder S(ubjectief) noteert de huisarts bij O(nderzoek) zijn bevindingen en eventueel zijn interpretatie

ervan (Evaluatie). Ook van aanvullende onderzoeksuitslagen wordt vastgelegd welke betekenis de huisarts daaraan geeft. Bij P(lan) beschrijft de huisarts welke beleid hem voor ogen staat. Als het beleid bestaat uit aanvullend onderzoek, dan is het gewenst aan te geven welk beleid wordt beoogd bij normale uitslagen, daar het beleid bij afwijkende uitslagen doorgaans wel vastligt.
3 De huisarts raadpleegt daadwerkelijk de laatste notities in het HIS voor hij de patiënt binnenroept. Sommige informatie vergt enige overdenking alvorens men zich een oordeel kan vormen; het is handiger dit buiten aanwezigheid van de patiënt te doen.
4 Rechtstreekse mondelinge of schriftelijke communicatie tussen de huisartsen:
 - de huisartsen plannen samen een vast overlegmoment in de werkweek, waarop zij kort het te voeren beleid bij lopende patiëntproblemen doornemen.
 - de huisartsen noteren in een schriftje hun vragen, wensen ten aanzien van lopende patiëntproblemen en raadplegen dit steeds aan het begin van de werkdag.

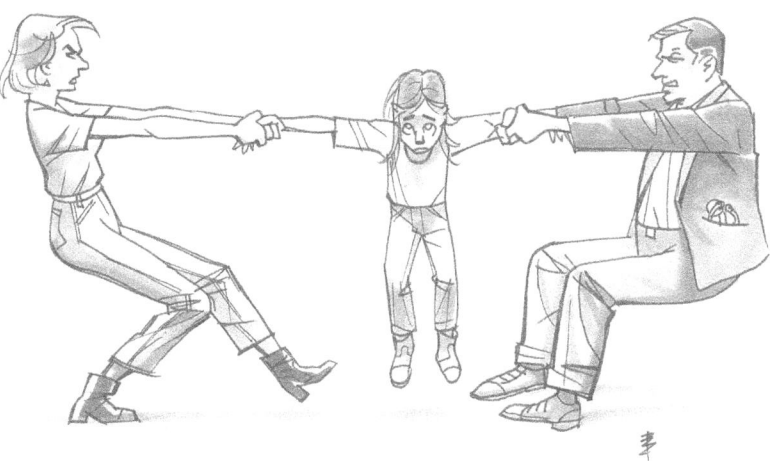

Overeenkomstige situaties

Wordt er in een huisartspraktijk opgeleid, dan zal een situatie zoals hiervoor beschreven zich ook kunnen voordoen tussen een huisartsopleider en de aios. Daarbij gelden dezelfde aandachtspunten als eerder genoemd.

Ook de aanwezigheid van een praktijkondersteuner die een deel van de zorgtaken heeft overgenomen, vraagt om goede documentatie van de activiteiten van de betrokkenen in het HIS.

Binnen een grootschalige dienstenstructuur werkt men ook met een HIS, waarin de artsen hun bevindingen zo compleet mogelijk moeten weergeven teneinde een goede continuïteit van zorg te bewerkstelligen.

Leerpunten

- De doktersassistente streeft ernaar om patiënten die een volgende afspraak wensen voor een probleem waarvoor zij al eerder contact hadden met de praktijk, bij dezelfde dokter te plaatsen.
- De huisarts raadpleegt de laatste notities in het HIS alvorens de patiënt binnen te roepen.
- De huisarts vult alle rubrieken van het SOEP-systeem in. Bij O moet worden aangegeven welke betekenis de arts geeft aan onderzoeksbevindingen en P biedt inzicht in het beleidsplan dat de arts voor ogen staat, daarbij anticiperend op eventueel normale uitslagen van aanvullend onderzoek.
- Huisartsen die beiden contacten hebben met een patiënt binnen een episode voeren daarover samen overleg om hun beleid af te stemmen.

Literatuur, hulpbronnen

Balsfoort N van, Jacobs JE, Bottema BJAM. Leren registreren in het EPD. Medisch Contact 2010;65:392-3.

Maeseneer J de. Continuïteit van zorg voor chronisch zieken. Hersenschim of realiteit? Huisarts Wet 2006;49:430-31.

3 Onze vergaderingen lopen altijd uit!

Casus

Sinds twee jaar werk je met veel plezier in een maatschap van vijf huisartsen. Je start viel samen met het in gebruik nemen van een nieuw gemeenschappelijk praktijkpand. Tot dan werkten je vier collega's als solisten in dit forensendorp. Recent hebben jullie de keuze gemaakt om gezamenlijk met een praktijkondersteuner verder te gaan. Er zijn acht andere medewerkers, die allen in deeltijd werken. In het team heerst een goede sfeer, jullie lachen veel. Ondanks dat je drie dagen werkt, vergt de patiëntenzorg behoorlijk wat tijd en ook de coördinatie van de deeltijdassistentes vraagt veel aandacht.

Jullie houden eenmaal per maand een maatschapoverleg, doorgaans beurtelings bij een van de leden thuis op een doordeweekse avond. De gastheer of -vrouw leidt de vergadering en samen stellen jullie de agenda op. Bij toerbeurt wordt er genotuleerd. Helaas worden de notulen niet steeds tijdig aan iedereen toegezonden, waardoor het op gang komen van de vergadering wat extra tijd vergt. De bespreking zelf verloopt altijd geanimeerd. Al heeft Henk vaak het hoogste woord, zeker als hij zijn stokpaardje berijdt van de noodzakelijke veranderingen in het zorgstelsel. Rond een uur of tien wordt er een glas wijn geschonken, doorgaans wordt er daarna niet meer genotuleerd. Dan doen de laatste roddels over de specialisten van het naburige ziekenhuis de ronde. Meestal vertrekt iedereen rond een uur of elf in een beste stemming.

Soms beklaag je je bij je partner: 'Onze vergaderingen lopen altijd uit!', verzucht je dan. Je partner plaagt je dan met: 'Waar hebben jullie het toch over? Volgens mij gaat het steeds over dezelfde dingen!'

> Ondanks dat je je voorneemt dat jullie nu eens wat efficiënter moeten omgaan met de tijd, lukt dat toch niet goed. Waar zit hem dat in? Zo vraag je je af.

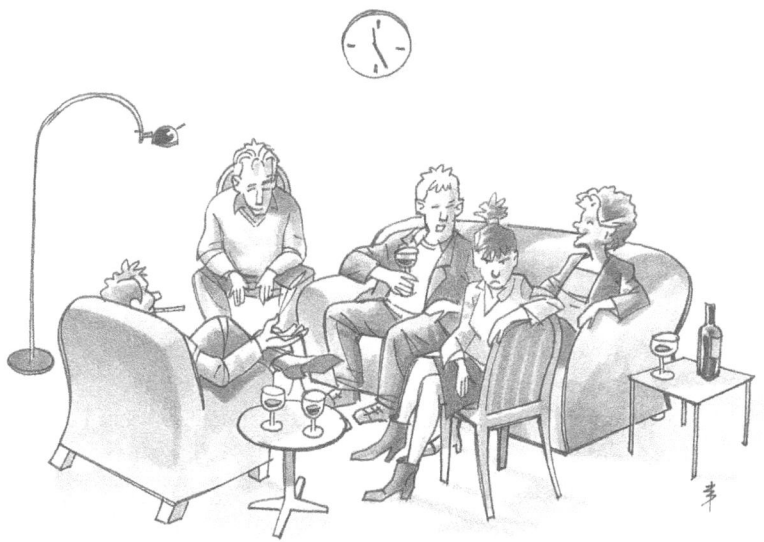

Analyse

Deze huisartsengroep is in een roerige fase van haar bestaan aangeland: de maatschap is nog jong, de samenwerking binnen één gebouw betrekkelijk nieuw. Het werken met een grote groep parttimers stelt nieuwe eisen om de continuïteit van zorg te borgen en wellicht zal het takenpakket anders verdeeld moeten worden. Voorts wordt het team uitgebreid met een nieuwe functionaris, de praktijkondersteuner. Dat betekent afspraken maken over deze functie-inhoud, over taakdelegatie en supervisie.

Het lijkt erop dat de huisartsen geen onderscheid weten te maken tussen teambuilding en vergaderen. Zij waarderen een plezierige atmosfeer: met de keuze om aan huis te vergaderen, benadrukken zij het informele karakter. Door het schenken van een glas wijn wordt de scheiding tussen werk en gezellig samenzijn vaag. Het bemoeilijkt ook de rol van de voorzitter: hoe streng mag deze zijn op het bewaken van de voortgang?

De vergaderingen lijken niet te worden voorbereid, de agenda wordt ter plekke opgesteld. Dit maakt het niet mogelijk om prioriteiten te stellen en werkt een ad-hocbeleid in de hand.
Een formele rolverdeling ontbreekt: het voorzitterschap, en ook de rol van notulist, rouleert. Deze aanpak wekt sombere vermoedens over de kwaliteit van de notulen. Zeker als deze niet tijdig worden toegezonden, wordt het onmogelijk om werkafspraken goed te vervolgen. De zinsnede 'jullie hebben het steeds over dezelfde dingen' komt niet zomaar uit de lucht vallen; ze doet vermoeden dat er inderdaad geen goede werkafspraken worden gemaakt en dat geen follow-up plaatsvindt van deze werkafspraken.
Kortom, de schaalvergroting van deze complexer wordende organisatie vraagt om een formalisering van het overleg tussen de betrokkenen.

Theorie en oplossingen

Aan ieder overleg tussen mensen die samenwerken, kunnen drie hoofdaspecten worden onderscheiden:
- inhoud;
- procedure;
- proces.

De *inhoud* betekent: waar gaat dit overleg over? Welke zaken horen hier op de agenda thuis en welke zaken juist niet? Op een maatschapoverleg horen bijvoorbeeld zaken als visie op de zorg die men wil verlenen (bijv. belang hechten aan ondersteuning door een sociaalpsychiatrisch verpleegkundige, aanwezigheid van meerdere disciplines in het praktijkpand, een avondspreekuur etc.), het personeelsbeleid, maar ook de financiële bedrijfsvoering thuis. Op een werkoverleg met praktijkmedewerkers zal het kunnen gaan over taakafstemming, informatieoverdracht, incidenten etc. Zijn er in een huisartsenvoorziening verschillende vormen van overleg, dan dienen de deelnemers te weten welke zaken op de agenda van welk overleg kunnen worden ingebracht.

De *procedure* geeft de spelregels aan, waaraan de deelnemers zich onderwerpen tijdens dit overleg. Hoe worden besluiten genomen? Bij meerderheid van stemmen of door middel van consensus? De voorzitter en de secretaris of notulist spelen daarin de belangrijkste rol. De voorzitter stelt – doorgaans samen met de secretaris – de agenda op; hij gaat na wat het doel is van de diverse agendapunten en licht deze ter vergadering toe aan de deelnemers. Gaat het bij een agendapunt om het informeren van de aanwezigen? Gaat het om discussie ten be-

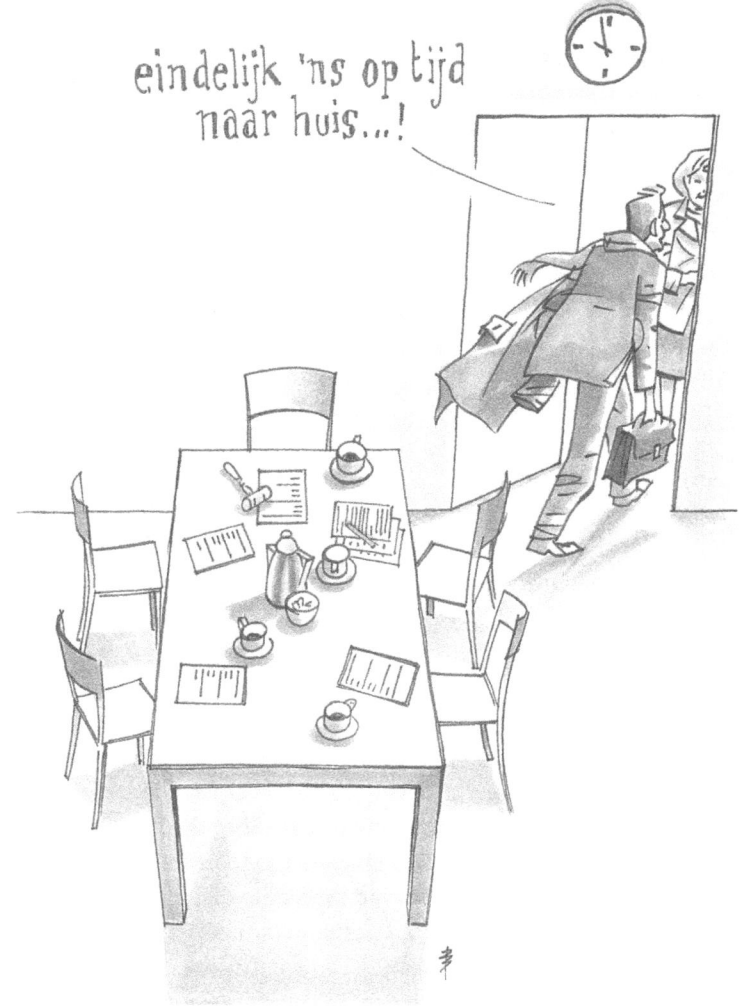

hoeve van meningsvorming? Of moeten knopen worden doorgehakt, besluiten worden genomen? De voorzitter inventariseert liefst van tevoren bij de deelnemers welke punten aan de orde moeten komen. De voorzitter verdeelt de spreektijd en bewaakt het verloop van de vergadering binnen het beoogde tijdschema. De wijze van verslaglegging dient doorgaans beknopt te zijn; veel zaken kunnen worden afgerond met een lijst van werkafspraken/besluiten. Het doel daarvan is duidelijk vast te leggen wie welke afspraken voor zijn rekening neemt, zodat hierop kan worden teruggekomen. Vrijblijvendheid wordt aldus vermeden.

Het formaliseren van het vergaderproces wordt weleens als kunstmatig ervaren. Dit is ten onrechte; het schept duidelijkheid die rust geeft aan de betrokkenen.

Met het *proces* wordt de wijze bedoeld waarop de deelnemers op elkaar reageren en de ruimte die daarbij wordt gemaakt voor de beleving van de deelnemers. Wordt er gehakketakt? Zijn steeds dezelfde mensen aan het woord? Wie houdt altijd zijn mond? Zijn er standaardgrapjes? Wordt er daadwerkelijk naar elkaar geluisterd?
Wil men een goed vergaderklimaat scheppen, dan is het noodzakelijk om van tijd tot tijd met de deelnemers bij deze vragen stil te staan.

Huisartsen zijn vaak activisten, doeners. Zij pakken allerlei praktische zaken aan. Dat is nuttig, maar aan alle praktische zaken ligt ook een filosofie ten grondslag. Zij vergeten nogal eens hun opvattingen over goede zorg te expliciteren en met elkaar te delen. Een zekere naïviteit ligt hieraan ten grondslag; we willen toch allemaal goede zorg voor onze patiënten? Er zijn echter heel wat wegen die naar Rome leiden. Vóór alles dienen samenwerkende huisartsen na te gaan hoe met eventuele verschillen van opvatting wordt omgegaan.
Een schroom om elkaar aan te spreken op het nakomen van afspraken brengt een cultuur van vrijblijvendheid teweeg en dit kan vervolgens weer verlammend werken op de voortgang van projecten.

Overeenkomstige situaties

Het voorgaande geldt in alle situaties waarin mensen gezamenlijk een bepaald doel willen bereiken, zoals werkoverleg met andere medewerkers/zorgverleners/aios.

Leerpunten

- Het systematisch uitlopen van vergaderingen wijst op disfunctioneel overleg en vraagt om nadere analyse.
- Samenwerkende huisartsen dienen hun overleg te formaliseren: het kiezen van een vaste voorzitter en een vaste notulist gedurende een bepaalde periode heeft de voorkeur.
- Notulen dienen ten minste twee werkdagen voor een volgende vergadering beschikbaar te zijn en vervolgens ook gelezen te worden.
- De voorzitter, gesteund door de deelnemers, schenkt aandacht aan inhoud, procedure en proces van de bijeenkomsten.

- De scheiding tussen werkoverleg en informeel samenzijn is van wezenlijk belang.

Literatuur, hulpbronnen

Haan J de, Dijkers FW, Nijland A (red). Praktijkvoering voor de huisarts. Maarssen: Elsevier gezondheidszorg, 2005.
Osch W van, Wiel HBM van de. Competent communiceren. Assen: Koninklijke Van Gorcum, 2001.
Ramler P, Raadgers W. Samenwerken vergt onderhoud. Leusden: Springer, 2005.
Schermer K, Wijn M. Vergaderen en onderhandelen. Houten: Bohn Stafleu van Loghum, 2004.
Van je collega's moet je 't hebben... (Huisarts en patiënt.. Cahiers over communicatie en attitude, nr 10). Utrecht: Nederlands Huisartsen Genootschap, 1999.

Bijlage

Model van besluitvorming
1. Vaststellen van besluitvormingsprocedure
   - consensus of meerderheidsbesluit
   - tijdpad
2. Introductie van het probleem
   - waarom is het een probleem
   - doel van de besluitvorming
3. Oriëntatie op het probleem
   - situatieanalyse
   - feiten en cijfers
   - gevoeligheden
4. Meningsvorming
   - inventarisatie van opvattingen
   - discussie
   - alternatieven
5. Besluitvorming
   - vaststellen van het besluit
   - consequenties
   - uitvoering: wie, wat, wanneer
   - afspraak over evaluatie
6. Op afgesproken tijdstip:
   - evaluatie
   - wat is wel en wat niet gedaan/gelukt
   - oorzaken
   - hoe verder

Dat is een kunstfout! 4

Casus

Het ochtendspreekuur is net afgelopen. Voordat je een rij visites gaat afleggen, laat de assistente je de twee uitslagen zien van de urines die 's ochtends zijn gebracht. Een van de twee urines is van Jochem Haarsma. Zijn moeder heeft tegen de assistente gezegd dat Jochem moet huilen als hij moet plassen, maar dat hij verder vanochtend met veel plezier naar school – groep 3 – is gegaan. Er is verder niets met hem aan de hand. Moeder heeft zelf regelmatig een blaasontsteking en heeft bedacht dat Johan dit ook zou kunnen hebben. Daarom heeft zij de urine gebracht. De nitrietstick van Jochems urine is positief. Je vraagt je even af hoe het ook alweer zat met urineweginfecties bij kinderen van 7 jaar. Je besluit alvast een kuurtje amoxicilline voor te schrijven en later op de dag de NHG-Standaard er nog eens bij te pakken. Er zijn nogal wat visites en je wilt snel naar een van de oudere patiënten op de lijst toe.

Aan het eind van de dag steekt je collega zijn hoofd om de deur met de mededeling dat hij klaar is. Jij zegt dat je nog even de NHG-Standaard *Urineweginfecties* wilt nakijken in verband met de positieve nitriet in de urine van Jochem. Je vertelt het verhaal. 'Maar dat is een kunstfout! Je had moeten kweken en amoxicilline met clavulaanzuur moeten voorschrijven! Insturen voor nader onderzoek is ook nodig', reageert jouw collega. Vervolgens vertrekt hij naar huis, jou verbluft achterlatend.

Nadat je de moeder van Jochem hebt gebeld om haar te vragen morgen met Jochem langs te komen op het spreekuur om de gang van zaken te bespreken en een verwijzing te regelen, besluit je het voor vandaag hierbij te laten.

Analyse

Onder tijdsdruk beslissingen nemen is de huisarts niet vreemd. De huisarts heeft in dit geval de kans gemist om de diagnose kracht bij te zetten door het afnemen van een anamnese (klachten, dysfunctional voiding, familieanamnese), het verrichten van lichamelijk onderzoek en de diagnose te bevestigen door middel van een kweek. Het was beter geweest als hij 's ochtends van de urine een dipslide had laten maken en Jochem 's middags op het spreekuur had gezien.
De reactie van de collega is niet correct. Bovendien belooft dit weinig goeds voor de samenwerking in de toekomst.
In dit geval is er sprake van twee incidenten: een medisch-inhoudelijk incident en een incident in de onderlinge communicatie.

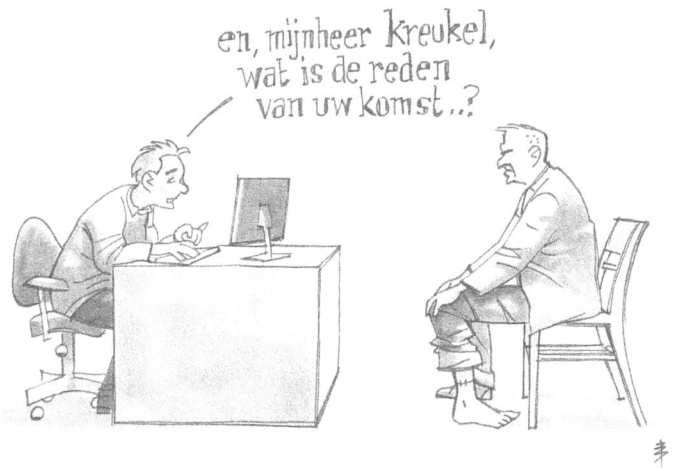

Theorie en oplossingen

De emoties die een incident bij de betrokkene oproept, kan deze het beste delen met een aantal vertrouwde collega's. De reactie van de collega uit de casus zal niet bijdragen tot een gezamenlijke analyse van het gebeurde. Het resultaat van deze reactie is dat het klimaat onveilig wordt en een serieuze analyse uitblijft.
Samenwerking in de zorg dient een veilig klimaat te scheppen, waarin werkers bereid zijn incidenten te melden. Een veilig klimaat begint met de erkenning dat alle werkers in de zorg van tijd tot tijd fouten maken en dat dit niet is voorbehouden aan 'slechte dokters'. Incidenten kunnen worden gemeld op een formulier met een speciaal

format (bijlage 1) of door een notitie in het dossier van de zogenaamde patiënt Kreukel, die voor dit doel in het HIS is aangemaakt. Is het incident gemeld, dan kan een afspraak worden gepland voor een bespreking in aanwezigheid van alle betrokkenen, liefst geleid door een niet-betrokken voorzitter. Alleen dan kan een goede analyse van het gebeurde plaatsvinden, waarna eventueel maatregelen kunnen worden getroffen.

Bij de bespreking van een incident dient in eerste instantie geen feedback te worden gegeven. Het is beter om eerst explorerende vragen te stellen. Een vast agendapunt 'incidentmelding' op de HAGRO-agenda is een mogelijkheid om incidenten te bespreken. Incidentbespreking per telefoon is af te raden. Het is een lastig medium voor zoiets precairs als het bespreken van een incident; men kan elkaars beleving minder goed peilen.

Soms brengt de confrontatie met een incident schrik teweeg bij de betrokkene, leidend tot ontkenning van het eigen aandeel in het incident, of zelfs beschuldiging van de ander (verdedigingsmechanismen). De andere deelnemers aan de bespreking kunnen te snel overgaan tot rationalisaties. Meestal worden ze gebruikt als troost. Dergelijke verdedigingsmechanismen kunnen echter een goede analyse in de weg staan (bijlage 2).

Een analyse dient om terug te blikken op de situatie, te onderzoeken of en waar verbeteringen kunnen worden aangebracht in bepaalde procedures en zo de kans op herhaling van een dergelijk incident te verkleinen.

Overeenkomstige situaties

Incidentmelding en afhandeling binnen de huisartsvoorziening.
Incidenten binnen de grootschalige dienstenstructuur, waarbij huisartsen en medewerkers betrokken kunnen zijn.
'Transmurale' incidenten, waarbij zowel huisarts als specialist(en) betrokken zijn.
Opleidingssituaties.

Leerpunten

– Schep een klimaat waarin alle medewerkers zich veilig voelen om incidenten te melden en besteed periodiek aandacht aan incidenten.
– Zorg dat er een vaste plaats is om incidenten te melden: maak in het HIS een zogenaamde patiënt Kreukel aan; nodig alle medewerkers

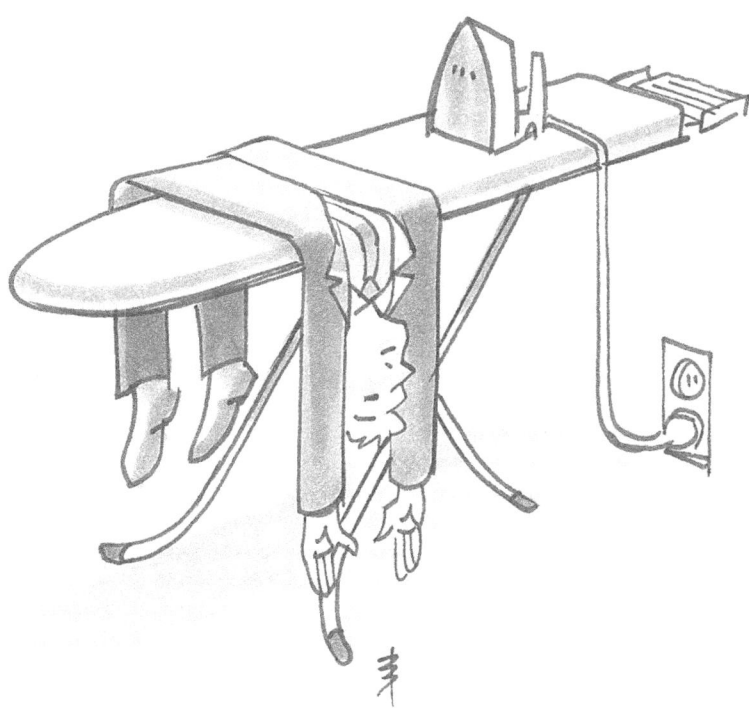

uit om in het journaal van deze patiënt hun incidenten te beschrijven of gebruik een vast format voor het melden van incidenten.

Literatuur, hulpbronnen

Procedure Veilig Incident Melden (VIM), NHG-Leidraad, NHG-Praktijkvoering. Utrecht: Nederlands Huisartsen Genootschap, 2009.
Schuling J, Conradi MH. Hoe gaat de dokter verder na een fout? Ned Tijdschr Geneeskd 1999;142:3-6.
Vanzelfsprekende veiligheid. Patiëntveiligheid in de eerstelijnszorg. Den Haag: Ministerie van Volksgezondheid, Welzijn en Sport, 2010.
Zwart DLM. Veilig incident melden in de huisartsgeneeskundige praktijk; ervaringen uit de SPIEGEL-studie. In: Veiligheid en kwaliteit. Bijblijven 2010;9:28-35.
Zwart DLM, Steerneman AHM, Rensen ELJ van, Kalkman CJ, Verheij TJM. Feasibility of centre-based incident reporting in primary health care: the SPIEGEL-study. Qual Saf Health Care 2011;20(2):121-7.

Bijlage 1

Incidentmelding HAGRO: Ging er iets anders dan verwacht of gewenst?
Datum incident
Aangemeld door
Gegevens patiënt
Initialen
Geboortedatum
Leeftijd
Geslacht
Relatie aanmelder/patiënt
Beschrijving van het incident
Wat gebeurde er?
Wat ging er anders dan verwacht?
Is het incident met de betrokkenen geëvalueerd? Hoe?
Wat heb je er verder mee gedaan?
Categorie
Medisch-inhoudelijk
Vaardigheden
Communicatief/relationeel
Organisatorisch
Anders, nl.
Datum gemeld aan Cie
Handtekening

Bijlage 2

Verdedigingsmechanismen
- ontkenning, verdringing
- projectie:
  - het ligt aan... de patiënt, te vol spreekuur
- afstand nemen (rationalisaties):
  - iedereen maakt fouten
  - er was toch niks aan te doen
  - het hoort bij het vak
  - ik heb mijn best gedaan
  - iedereen zou deze fout hebben gemaakt
  - de geneeskunde kan niet zo veel

Binnen de huisartsvoorziening; verticaal (leidinggeven aan en samenwerken met eigen personeel)

5 Zo zijn onze regels!

Casus
Een jaar geleden ben je verhuisd met de praktijk en ben je met twee andere collega's een HOED begonnen. Er is besloten binnen deze HOED intensief samen te werken. Zo zijn de zes assistenten gecentreerd in gemeenschappelijke ruimten. In het backoffice heeft een eigen assistente telefoondienst voor je praktijk. Om de beurt zit een assistente aan de balie. Op deze manier kunnen assistenten ook ongestoord hun andere taken doen, zoals post invoeren, bloeddruk meten, injecties geven en uitstrijkjes maken.
Zelf ben je met twee assistenten in deze HOED gestapt. Jullie waren met zijn drieën een hecht team en hadden de patiëntenzorg goed voor elkaar. De patiënten wisten welke regels er waren en deze duidelijkheid kwam het werk ten goede. Ook was er sprake van sterke solidariteit met elkaar. Het regelen van vakanties of vrije dagen verliep daardoor altijd soepel, hoewel het vaak passen en meten was. Je partner moest dan weleens invallen. Dat was niet ideaal, want dat kostte je partner vrije dagen.
Je had bedacht hoe prettig het zou zijn als assistenten in de nieuwe situatie gemakkelijker taken van elkaar zouden kunnen overnemen bij vakantie, ziekte en zwangerschap. Dat zou in dit samenwerkingsverband allemaal vast een stuk gemakkelijker te regelen zijn.
In de wandelgangen hoor je de laatste tijd opmerkingen over de assistenten. Over jouw assistenten wordt gezegd dat ze niet klantvriendelijk zijn en dat ze moeilijk doen over het invallen voor de anderen in verband met vrije dagen. Je spreekt je assistenten nog wel apart in jullie eigen werkoverleg. Tijdens dit overleg zeggen zij zich te ergeren aan de weinig professionele opstelling van de anderen. Zij vertellen over een interactie met een patiënt die weer eens te laat urine inleverde. Een andere assistente wilde deze

urine in ontvangst nemen, maar zij stelden: 'Dat kan niet meer, zo zijn onze regels!' Jouw assistenten vinden dat de anderen de praktijkregels niet duidelijk naar patiënten communiceren. Het gevolg is dat allerlei zaken slechter lopen. Niet alleen wordt urine regelmatig te laat ingeleverd, er zijn zo nog vele voorbeelden. Daarnaast vinden je eigen assistenten dat lang niet alles is afgewerkt als zij een taak van een ander overnemen. Zij hebben daardoor het gevoel voor de anderen te moeten werken. Omdat zij het idee hebben dat zij veel werk moeten opknappen voor de andere assistenten, hebben zij op hun beurt geen zin om zich soepel op te stellen bij het plannen van vrije dagen voor de andere assistenten. Het voortdurende geharrewar over de invulling van vrije middagen begint op te vallen.

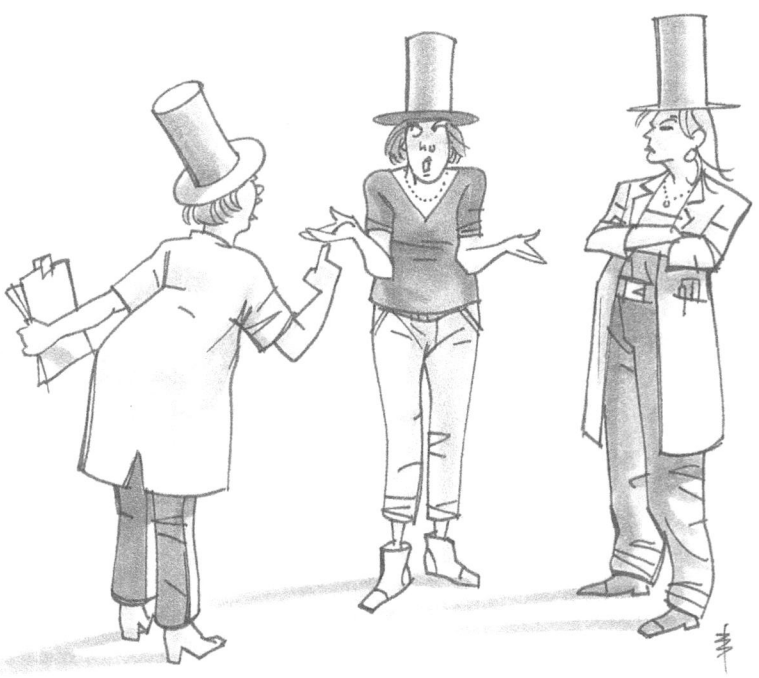

Analyse

Assistenten houden vaak nog een band met de praktijk van hun oorspronkelijke werkgever; daar ligt dan hun eerste loyaliteit. Dit geldt

vooral in de beginsituatie van een HOED, waardoor er een verdeling in 'kampen' dreigt te ontstaan.
Deze artsen lijken van tevoren voor zichzelf geen doel te hebben geformuleerd waarom ze samenwerking in een HOED willen aangaan. Ook hebben ze aan hun assistenten niet duidelijk gemaakt waarom ze in de HOED zijn gestapt.
Het lijkt ook of de huisartsen en hun assistenten vergeten zijn de vigerende praktijkregels van de verschillende praktijken te communiceren en de eventuele verschillen te bespreken. De vraag komt dan op of andere zaken ten aanzien van de patiëntenzorg en de praktijkorganisatie wél zijn besproken en vastgesteld.

Theorie en oplossingen

Een HOED is een organisatie die een doel dient. Dit doel moet worden geëxpliciteerd. Hierbij kunnen verschillende zaken spelen, zoals het samenvoegen van assistentfuncties, het aanstellen van een gezamenlijke POH, beoogde financiële/huisvestingsvoordelen of onderlinge waarneming door de huisartsen. De voor- en nadelen dienen van tevoren te worden geformuleerd, niet alleen op het niveau van de huisartsen, maar ook met de betreffende assistenten. Als de voor- en nadelen bekend zijn, kan men erop anticiperen.
Bij het samenvoegen van assistentfuncties moeten afspraken en verwachtingen over patiëntenzorg en praktijkorganisatie worden doorgesproken:
– Zijn er praktijkregels voor patiënten en zo ja, welke zijn dat?
– Hoe wordt de triage aangepakt?
– Hoe zelfstandig mag een assistente zaken afhandelen?
– Hoe vindt overdracht van informatie plaats tussen assistenten?
– Welke taken moeten zijn afgerond voordat iemand naar huis gaat of van taak wisselt?
– Is de dagindeling op elkaar afgestemd? Drinkt iedereen gezamenlijk koffie?
– Hoe is de vakantie- en waarneemregeling geregeld?

Het is aan te raden om bij nieuwe parttime assistenten zaken betreffende aanwezigheid, zoals invulling van vrije middagen, tevoren per contract te regelen.
Verder moeten taken worden verdeeld en beschreven, zoals: wie maakt de praktijk schoon? Wie controleert de behandel- en spreekkamers op

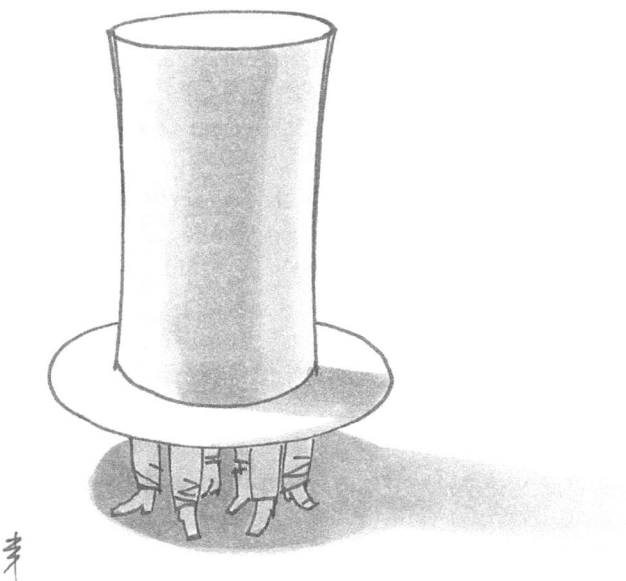

gebruikt materiaal en vult dit aan? Wie doet het voorraadbeheer van de praktijk? Wie controleert de gang en wachtkamer?
Er moeten structurele overlegsituaties worden vastgelegd voor assistenten, de eigen huisartsen en beide groepen gezamenlijk.

Als er verschillen zijn in de werkwijze van de huisartsen en sommigen vasthouden aan een bepaalde gebruiksaanwijzing voor de praktijk/ patiënten, kan dat verwarrend of zelfs onwerkbaar zijn voor de assistenten. De leidinggevende huisarts zal duidelijkheid moeten scheppen over het beleid: waar geldt uniformiteit en waar mag worden afgeweken.

Afgesproken wordt of één van de assistenten of één van de huisartsen leidinggevend is. Wordt gekozen voor één van de assistenten als leidinggevende, dan moet één van de huisartsen op zijn beurt een leidinggevende positie innemen ten opzichte van deze assistent. Assistenten kunnen verschillende kwaliteiten hebben. Er is soms de neiging een assistent met extra kwaliteiten hiervoor te belonen. Het is aan te raden dit alleen te doen als ook de functieomschrijving is aangepast en de inhoud daarvan ook is besproken met de andere assistenten.

In een later stadium, wanneer de HOED eenmaal is gevormd, kunnen loyaliteiten kantelen: assistenten versus huisartsen. Het is belangrijk dergelijke mechanismen te herkennen. Het doel is een eenheid te worden en niet een club die bestaat uit meerdere partijen. Gebruik uitjes (ook voor de verhuizing) om elkaar te leren kennen en elkaars kwaliteiten te leren waarderen.

Overeenkomstige situaties

Tussen de assistenten van de verschillende praktijken is vaak een proces gaande dat parallel loopt met dat tussen de huisartsen: vol rivaliteit en wrevel. Ook de relatie tussen de huisartsen dient te worden bekeken (zie hoofdstuk 1 'Ik werk harder dan jij'). De visie op de patiëntenzorg en de invulling van de taken in de praktijkorganisatie moeten duidelijk worden besproken en vastgelegd.

Leerpunten

- Expliciteer je verwachtingen en doelen voordat je samengaat met andere huisartsen.
- Neem kleine stappen.
- Betrek de assistenten in het proces.
- Stem de regels voor patiëntenzorg met elkaar af als men in een HOED stapt met intensieve samenwerking van assistenten.
- Indien afstemming niet haalbaar is: benoem de verschillen en accepteer deze.
- Benoem en verdeel de verschillende werkzaamheden van de assistenten.

Literatuur, hulpbronnen

Haan J de, Dijkers FW, Nijland A (red). Praktijkvoering voor de huisarts. Maarssen: Elsevier gezondheidszorg, 2005.
Ramler P, Raadgers W. Samenwerken vergt onderhoud. Leusden: Springer, 2005.
Ranzijn E. De huisarts aan de leiding. Houten: Bohn Stafleu van Loghum, 2008.
Van je collega's moet je 't hebben... Huisarts en patiënt (cahiers over communicatie en attitude, nr. 10). Utrecht: Nederlands Huisartsen Genootschap, 1999.

Oh, dat kan ik wel doen!

Casus
Je hebt langzamerhand genoeg van het maken van al die cervixuitstrijkjes. Preventieklussen, nee, daar ligt je hart niet. Gelukkig heb je het met je praktijkassistente Antje erg getroffen. 'Oh, dat kan ik wel doen!', roept zij enthousiast. Haar lijkt het juist leuk om eens wat anders te doen dan telefonische triage uitvoeren en urine nakijken. Aan het eind van het jaargesprek leggen jullie vast dat jij deze taak aan Antje gaat delegeren en dat zij eerst instructie zal krijgen.
Je neemt ruim de tijd om deze vaardigheid aan Antje te demonstreren en je zorgt ervoor dat alle benodigdheden goed geordend klaarliggen. Na afloop van deze demonstratie voelt Antje zich voldoende zeker om zelfstandig aan het werk te gaan. De afspraak luidt dat zij in geval van vragen of problemen jou direct te hulp kan roepen. Om deze activiteit voor Antje mogelijk te maken binnen de normale werkdag, beman je zelf de telefoon van 16.00 tot 16.30 uur voor je terugbelspreekuur.
Al spoedig maakt Antje twee tot drie strijkjes per week. Desgevraagd verzekert zij jou dat het lekker loopt. Na een maand of twee valt het je op dat er meer PAP-0-uitslagen terugkomen dan je gewend was. Je vraagt je af of dit met Antjes techniek te maken kan hebben. Je besluit nog eens tijdens een spreekuurtje van haar mee te kijken. Antje weet de patiënten goed op hun gemak te stellen en ook brengt zij het speculum vlot in, maar je ziet dat het haar moeite kost de portio à vue te krijgen en na enig 'wroeten' maakt zij rustig een strijkje van de achterste fornix.

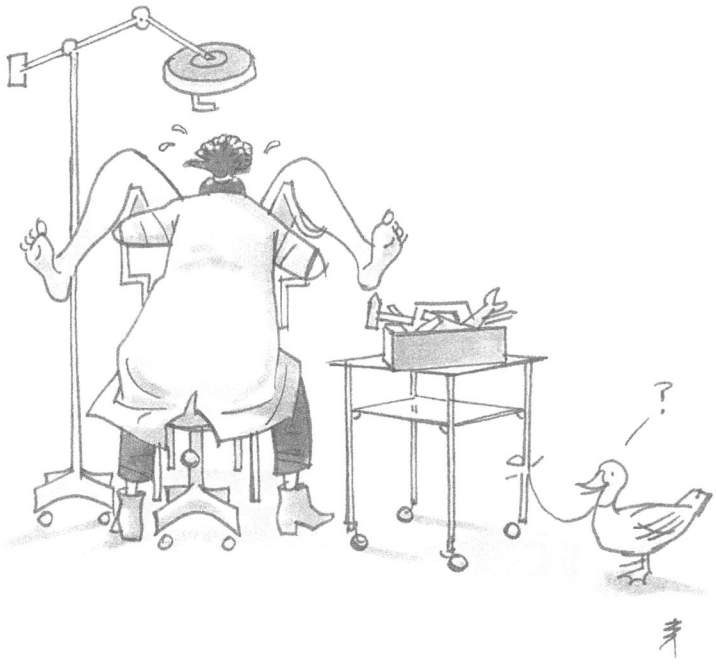

Analyse

Beide partijen, praktijkassistente en huisarts, zijn gemotiveerd voor het delegeren van deze taak. Ook is er ruimte geschapen in de werkdag van de praktijkassistente om uitvoering van deze taak mogelijk te maken. Weliswaar heeft er een demonstratie van de vaardigheid plaatsgevonden, maar het lijkt erop dat deze eenmalige sessie niet heeft geleid tot een voldoende beheersing van de vaardigheid op alle onderdelen. Vermoedelijk heeft de huisarts verzuimd om Antje haar beheersing van de vaardigheid te laten demonstreren. Het zich eigen maken van een vaardigheid die bestaat uit een aantal op volgorde uit te voeren onderdelen, is lastiger dan men op het eerste gezicht zou denken. Kennelijk heeft Antje het niet à vue kunnen krijgen van de portio in sommige gevallen niet als probleem onderkend en dus ook haar werkgever niet te hulp geroepen. Zelf heeft de huisarts nagelaten om na enige tijd nog eens (een deel van) het spreekuurtje bij te wonen als supervisor.

Theorie en oplossingen

Bij het onderwijzen van een vaardigheid dient de docent stapsgewijs de onderdelen van de vaardigheid door te nemen met de leerling. Daarbij

kan de 'vier stappen methode' een goede handleiding vormen. Deze methode bestaat uit de volgende vier stappen:
1 stille demonstratie van de vaardigheid door de docent in professioneel tempo;
2 demonstratie van de vaardigheid door de docent in een rustig tempo, waarbij de docent alle activiteiten die hij op volgorde uitvoert, steeds hardop benoemt;
3 de leerling laat de docent de vaardigheid uitvoeren door op volgorde alle activiteiten te benoemen die de docent moet uitvoeren;
4 de leerling voert alle activiteiten behorend bij de vaardigheid op volgorde uit en benoemt deze tegelijkertijd hardop.

Op deze wijze is slechts een eerste basis gelegd voor het zelfstandig uitvoeren van de te delegeren vaardigheid. Herhaling zal de gewenste zekerheid en vaart moeten toevoegen.
Is het moment van verantwoord delegeren van de activiteit bereikt, dan maken huisarts en medewerker afspraken over het vervolg. Het is van groot belang de medewerker nu niet geheel 'los' te laten, maar periodiek contacten af te spreken. Daarin rapporteert de medewerker over de gang van zaken en vertelt welke problemen deze bij het uitvoeren van de vaardigheid tegenkomt en hoe deze daaraan een mouw weet te passen. De huisarts gaat na of de taak nog steeds naar behoren wordt uitgevoerd. Pas dan kan gesproken worden van supervisie.
In feite kan voorgaande als een ontwikkelingstraject van een medewerker worden aangeduid, waarmee er een verbinding ligt met jaar- en beoordelingsgesprekken.

Overeenkomstige situaties

Natuurlijk geldt dit model ook wanneer huisartsen of andere praktijkmedewerkers vaardigheden aan elkaar willen leren, zoals hechttechnieken of IUD's inbrengen. Een dergelijke situatie zal zich zeker regelmatig voordoen. In een huisartspraktijk voert immers een beperkt aantal medewerkers een breed takenpakket uit ten behoeve van de zorgverlening. Om de continuïteit van deze zorg te waarborgen, moeten de medewerkers taken van elkaar kunnen overnemen bij afwezigheid van één van hen (ziekte, vakantie, nascholing, deeltijdaanstellingen). Dit heeft tot gevolg dat de praktijkmedewerkers zich nogal eens in korte tijd uiteenlopende activiteiten (die zij niet direct tot hun kerntaken rekenen) eigen moeten maken.

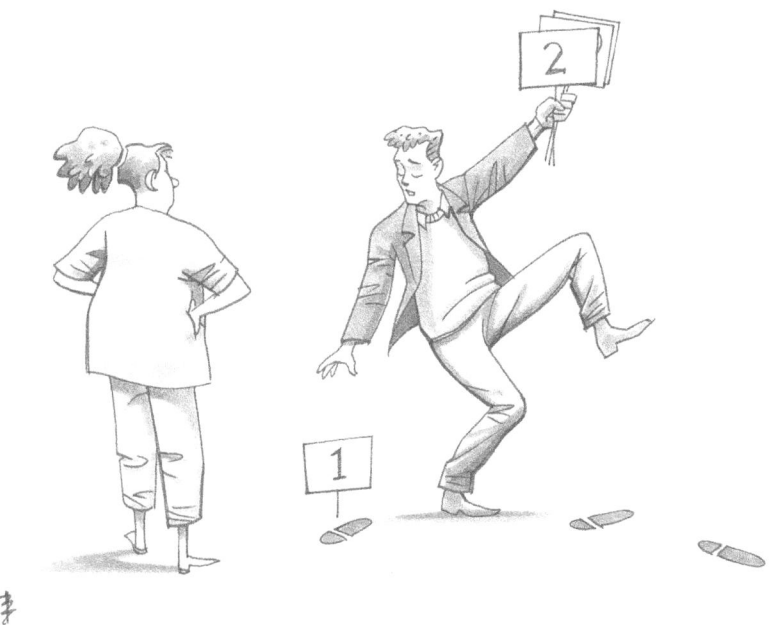

Leerpunten

- Een ogenschijnlijk simpele vaardigheid laat zich het beste aanleren door deze systematisch te ontleden in onderdelen op volgorde en deze hardop te benoemen.
- Voor zaken die de leerling niet als probleem herkent, roept hij geen hulp in.
- Ook als een taak gedelegeerd is, blijft periodieke supervisie op uitvoering van de taak gewenst.

Literatuur, hulpbronnen

Brand P, Boendermaker P, Venekamp R. Klinisch onderwijs en opleiden in de praktijk. Houten: Prelum, 2010.
Ranzijn E. De huisarts aan de leiding. Houten: Bohn Stafleu van Loghum, 2008.

Moet ik daarover beslissen? 7

Casus
De praktijkondersteuner Marianne heeft zes maanden geleden haar entree gemaakt in jullie groepspraktijk. Daar werk jij samen met twee collega's. Alle drie keken jullie verlangend uit naar de komst van Marianne. Zij is weliswaar nog wat jong, maar ze behaalde uitstekende cijfers tijdens haar opleiding. De werkdruk in jullie praktijk is hoog, mede door de vergrijzing van de patiëntenpopulatie. Jullie wilden zo snel mogelijk beginnen met de zorg voor de patiënten met diabetes mellitus over te dragen aan de praktijkondersteuner.
Voortvarend hebben jullie de randvoorwaarden gerealiseerd: Marianne beschikt over een eigen spreekkamer en een pc met toegang tot het HIS. De NHG-Standaard met bijbehorende richtlijnen geeft aan hoe er wordt gewerkt. De doktersassistenten plaatsen alle diabetescontroles nu bij Marianne. Afgesproken is dat één van de artsen het werkoverleg met Marianne voert.
Tijdens het laatste maatschapsoverleg verzucht je dat je nog steeds veel diabetespatiënten op je spreekuur ziet. Daarop vallen de anderen je bij: ook zij zien nog vaak patiënten die niet optimaal zijn ingesteld, bij wie volgens het protocol Marianne in eerste instantie de aanpak op zich moet nemen. Marianne verwijst deze patiënten echter terug naar het spreekuur van de artsen met de vraag: 'Wat nu?'
'Dat moet ze toch op de opleiding geleerd hebben, zij met haar goede cijfers', bromt Kees. Jullie besluiten dat de supervisor eerst een verkennend gesprek met Marianne gaat voeren en daarin jullie verbazing naar voren zal brengen. Aldus geschiedt.
'Moet ik daarover dan beslissen?', roept Marianne uit, als het probleem haar is uitgelegd. In het vervolg van het gesprek wordt duidelijk dat zij terugschrikt voor de verantwoordelijkheid om

een koerswijziging in gang te zetten. Niet alleen is zij verlegen in situaties waarin juist zou moeten worden doorgevraagd bij de patiënt over achtergronden en drijfveren, maar ook is zij erg onzeker als een dosering moet worden aangepast, terwijl zij de richtlijnen uitstekend kent.

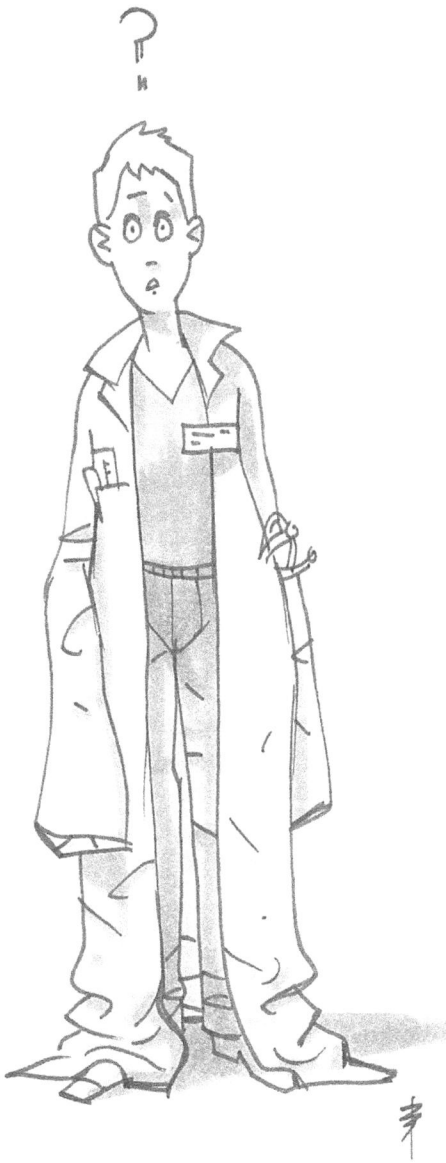

Analyse

In deze groepspraktijk is de werkdruk zó hoog opgelopen dat de artsen staan te popelen om een deel van hun taken te delegeren aan de praktijkondersteuner. De huisartsen hebben gekozen voor een jonge kandidaat met uitstekende cijfers. Met de inhoud van haar kennis is niets mis, maar het toepassen ervan lijkt niet goed te lukken. Mogelijk door de hoge werkdruk heeft het ontbroken aan aandacht voor de nieuwe medewerker als persoon. De supervisie heeft zich vermoedelijk te veel gericht op de inhoud van de patiëntenproblemen en te weinig op Marianne als zorgverlener. Het heeft ontbroken aan inwerktijd en overleg om een beeld te krijgen van haar persoonlijke kwaliteiten. Hoe is haar motivatie, hoe staat het met haar zelfvertrouwen? Gezien haar jonge leeftijd is dit waarschijnlijk haar eerste baan als praktijkondersteuner. Marianne's weerstand tegen het nemen van beslissingen moet verder worden uitgediept aan de hand van concrete patiëntenvoorbeelden. Pas dan kan de superviserende huisarts de passende stijl van leidinggeven kiezen en haar adequaat begeleiden.

Theorie en oplossingen

Bij het delegeren van taken zal de arts zich goed op de hoogte moeten stellen van de bekwaamheid van de medewerker. Zijn kennis en vaardigheden van voldoende niveau om de te delegeren zorgtaak op kwalitatief verantwoorde wijze uit te voeren? Daarnaast zal de arts zich een indruk moeten vormen van het zelfvertrouwen en de motivatie van de medewerker. Is deze erg onzeker? Of is het juist iemand die zich met enige bravoure op een nieuwe taak stort, blakend van al of niet gerechtvaardigd zelfvertrouwen?

Door zich een juist beeld te vormen van deze beide kwaliteiten van de medewerker kan de huisarts zijn stijl van leidinggeven daarop afstemmen. Zo kunnen we bij het delegeren van een taak aan een medewerker globaal vier situaties onderscheiden; de medewerker is

1 onbekwaam en onzeker of niet gemotiveerd: dit vergt een aanmoedigende, directieve stijl van leidinggeven; de medewerker wordt als het ware bij de hand genomen;
2 onbekwaam, maar vol zelfvertrouwen of gemotiveerd: hier moet de huisarts de medewerker overtuigen wat de correcte wijze van uitvoeren is en ruimte bieden voor het stellen van vragen; de arts geeft uitleg over het hoe en waarom van de activiteit en houdt scherp toezicht op de geleverde prestaties;

3 bekwaam en wat onzeker of niet gemotiveerd: de huisarts vraagt naar de beleving van de medewerker, biedt ruimte voor inbreng en suggesties;
4 bekwaam en zeker of gemotiveerd: de arts draagt de verantwoordelijkheid voor de activiteit over aan de medewerker: delegeren.

Voorgaande wordt ook wel aangeduid als 'situationeel leidinggeven'. Voor deze wijze van leidinggeven is het noodzakelijk dat de huisarts enerzijds de kwaliteiten van de medewerker kent, anderzijds moet hij weten wat de te delegeren taak vereist aan kennis en vaardigheden. Vervolgens dient de huisarts te beschikken over een gedragsrepertoire waarin de verschillende werkstijlen voorkomen, te weten: instrueren, overtuigen, coachen en delegeren.
De huisarts en de medewerker volgen zo samen een ontwikkelingstraject, waarin de huisarts overgaat van de ene leiderschapsstijl naar de andere. Ieder mens heeft echter een voorkeurstijl. Het is voor een huisarts nuttig om van tevoren na te gaan wat de eigen voorkeurstijl is. Als de beginsituatie van de medewerker niet past bij deze voorkeurstijl, moet de huisarts kunnen wisselen van stijl.

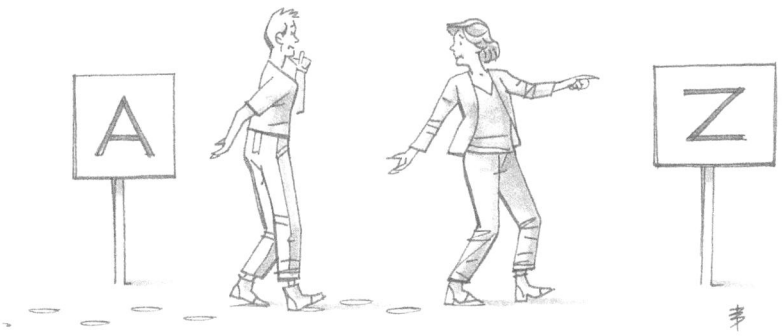

Is het moment van verantwoord delegeren van de taak bereikt, dan maken huisarts en medewerker afspraken over het vervolg. Het is van groot belang de medewerker nu niet geheel 'los' te laten, maar periodiek contacten af te spreken. Tijdens deze contacten rapporteert de medewerker over de gang van zaken en vertelt welke problemen deze bij het uitvoeren van de taak tegenkomt en hoe deze daaraan een mouw weet te passen. Ook kan de huisarts nagaan of de taak nog steeds naar behoren wordt uitgevoerd. Pas dan kan worden gesproken van supervisie.

In feite kan voorgaande als een ontwikkelingstraject van een medewerker worden aangeduid, waarmee er een verbinding ligt met jaar- en beoordelingsgesprekken.

Overeenkomstige situaties

De huisartsopleider die taken wil overdragen aan de aios of hidha. Het delegeren van taken aan andere praktijkmedewerkers.

Leerpunten

- Ken je medewerker en weet over welke kwaliteiten deze beschikt. Hiermee wordt bedoeld dat je weet over welke expertise (kennis en vaardigheden) je medewerker beschikt en over hoeveel zelfvertrouwen en motivatie.
- Delegeren van taken dient hand in hand te gaan met het volgen van de uitvoering van deze activiteiten.
- De weg van A – het niet-uitvoeren van een activiteit – naar Z – het volledig beheersen en zelfstandig uitvoeren van deze activiteit – wordt stapsgewijs afgelegd. Dit is ook uitgelegd in de paragraaf Theorie en oplossingen (Brand et al. 2010), conform de regel van Barrows: 'Modelling, coaching, fading away ... and keeping an interest'.

Literatuur, hulpbronnen

Brand P, Boendermaker P, Venekamp R. Klinisch onderwijs en opleiden in de praktijk. Houten: Prelum, 2010.
Ranzijn E. De huisarts aan de leiding. Houten: Bohn Stafleu van Loghum, 2008.

8 Een jaargesprek? Maar we spreken elkaar de hele dag al!

Casus
Jantien werkt ruim vijftien jaar in deze praktijk; ze is wat je noemt een 'old hand'. Niet alleen kent ze alle patiënten met hun hebbelijkheden, maar ook de fijne kneepjes van het declaratiesysteem beheerst ze tot in de finesses. Sinds een jaar of twee ben jij haar nieuwe baas; je hebt de praktijk van je voorganger voortgezet en Jantien is nu bij jou in dienst. Zij heeft al eens schertsend gevraagd of er niet nog een extra periodiek voor haar in zit, maar je hebt een duidelijk antwoord vermeden. Tijdens een HAGRO-vergadering schept één van de collega's op dat hij met zijn medewerkers elk jaar een functioneringsgesprek voert, tot grote tevredenheid van de betrokkenen. Dat zet je nog eens aan het denken. Past die vraag van Jantien niet juist binnen het kader van een dergelijk gesprek?
De volgende dag stel je Jantien voor om een jaargesprek te voeren. Die reageert wat lacherig: 'Een jaargesprek? Maar we spreken elkaar de hele dag al!' Je bent wat verlegen met de situatie, maar zegt dan ferm: 'Nou, we hebben vanmiddag een heel rustig spreekuur, we kunnen straks best eens bij elkaar gaan zitten.'
Rond een uur of vier is het inderdaad stil in de praktijk en je vraagt Jantien bij je te komen. Intussen heb je ervoor gezorgd dat de telefoon kan worden doorgeschakeld naar een collega.
'Nou Jantien', open je het gesprek, 'jij stelde laatst een vraag over je salaris, maar ik zou eerst met je willen praten over je triage aan de telefoon. Ik vind dat ik veel patiënten zie met klachten van bovenste luchtweginfecties, waarbij ik eigenlijk een spreekuurbezoek overbodig vind.'
'Ja, maar we hebben ook wel een periode met veel griep achter de rug', stelt Jantien en ze vervolgt: 'En ja, ik ken mijn pappenhei-

> mers ook wel zo'n beetje, hoor. Als ze om een afspraak vragen, heeft het weinig zin ze af te houden.'
>
> Je hebt het gevoel weinig gehoor te vinden bij Jantien; de rest van het gesprek gaat eigenlijk meer over koetjes en kalfjes. Wel besluiten jullie nog de schoonmaak van de praktijk uit te besteden en een nieuwe sterilisator aan te schaffen. Het hete hangijzer van de extra periodiek is blijven hangen. Met een wat ontevreden gevoel fiets je naar huis.

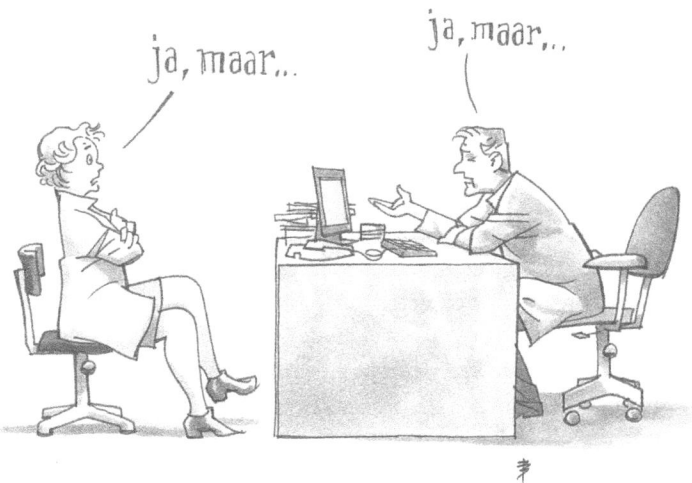

Analyse

Dit jaargesprek was het eerste dat beide partijen ooit voerden. Men kan zich afvragen of de huisarts, de leidinggevende, en de praktijkassistente, de medewerker, wel voldoende geïnformeerd waren over de aard en de status van een dergelijk gesprek. In ieder geval maakt de spontane opwelling om het gesprek diezelfde middag te voeren een goede voorbereiding onmogelijk. En dat laatste is nu juist van vitaal belang voor een goed jaargesprek. Bij de opening van een dergelijk gesprek hoort eerst een inventarisatie plaats te vinden van de onderwerpen die medewerker en leidinggevende aan de orde zouden willen stellen. De huisarts laat dat na; hij noemt slechts de eerder geuite wens van de medewerker, maar brengt direct zijn eigen onderwerp in. Helaas is zijn feedback op de triage van de assistente te weinig concreet en geeft te

weinig weer van zijn eigen beleving. Op Jantien heeft dit het effect dat zij in de verdediging schiet: 'Ja, maar...' Aan het eind van het gesprek worden de afspraken niet samengevat, een vervolgafspraak wordt niet gemaakt en het is de vraag of de huisarts zorgt voor een goede verslaglegging van het gesprek.
Dit gesprek zal weinig hebben opgeleverd en wellicht zelfs schadelijk zijn geweest voor de werkrelatie.

Theorie en oplossingen

Veel huisartsen gunnen zichzelf niet de tijd om met de medewerker eens stil te staan bij het functioneren. Dikwijls vinden zij dat zij elkaar al zoveel spreken gedurende de loop van de werkdag, waarbij allerhande problemen uit de dagelijkse praktijk het hoofd wordt geboden, dat zij een functionerings- of jaargesprek als tijdverspilling zien. Ook denken artsen nogal eens dat de beleving van de praktijkmedewerkers van de dagelijkse gebeurtenissen geheel overeenkomt met hun eigen beleving. Voor een goed begrip van elkaars zienswijze en positie is periodiek gestructureerd overleg echter onmisbaar. Hierbij kunnen een jaargesprek en een beoordelingsgesprek worden onderscheiden.

In een *jaargesprek*, dat tweezijdig is, komt het functioneren van de medewerker en de leidinggevende aan de orde en wordt gezocht naar mogelijkheden om waar gewenst verbeteringen te bewerkstelligen.
In het *beoordelingsgesprek*, dat eenzijdig is, namelijk gericht op de medewerker, wordt een oordeel over het functioneren van de medewerker gegeven met een daaraan verbonden conclusie: een vaste aanstelling, ontslag, een extra periodiek etc.

Het voeren van een jaargesprek met praktijkmedewerkers biedt de huisarts de kans om:
– de samenwerking te verbeteren;
– richting te geven aan de verdere ontwikkeling van de medewerker;
– de kwaliteit van de zorg daarmee te verhogen.

De volgende punten kenmerken een goed jaargesprek:
– beiden bereiden het gesprek goed voor;
– er is tijdens het gesprek voldoende tijd en aandacht voor elkaar;
– er vindt verslaglegging plaats;
– beiden gaan na of het besprokene en de voornemens kloppen;
– zij maken een afspraak voor follow-up.

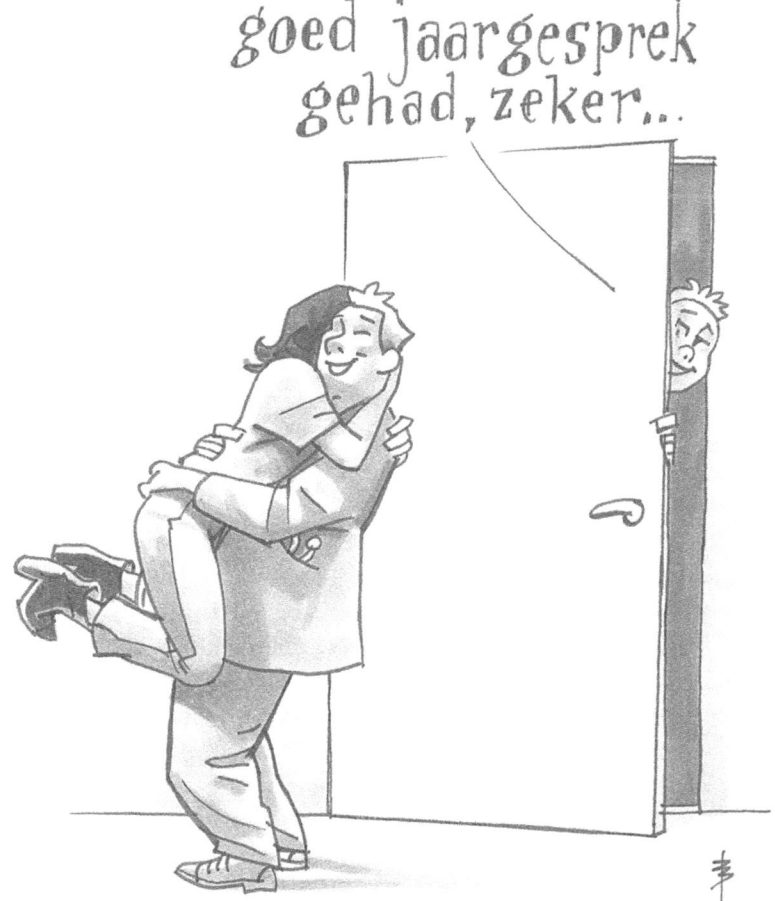

Voorgaande lijkt zo simpel. Waarom gaat het dan in de praktijk toch zo vaak mis? Laten we enkele veelvoorkomende valkuilen eens langslopen.
- De huisarts of de praktijkmedewerker neemt de rol in het jaargesprek niet serieus: zij plannen onvoldoende tijd voor het gesprek, zij bereiden het gesprek niet voor, stellen voor zichzelf geen agenda op met punten die zij aan de orde willen stellen.
- Feedback geven is een kunst: de feedbackgever benoemt concreet gedrag van de ander en legt uit welk effect dit gedrag heeft op hem. Dus bijvoorbeeld *niet*: 'jij komt ook altijd te laat!', *maar*: 'wanneer jij te laat aan je spreekuur begint, zitten de mensen in de wachtkamer mij boos aan te kijken en voel ik me opgelaten'. En *niet*: 'ik vind je

een prima doktersassistente!', maar: 'ik krijg nogal eens complimenten van collega's en specialisten dat jij hen aan de telefoon zo goed te woord staat'.
- Feedback ontvangen is evenzeer een kunst: de ontvanger is licht geneigd tot een defensieve reactie. Op de feedback: 'jij komt ook altijd te laat!', volgt de reactie: 'ja maar, het verkeer zit ook altijd enorm tegen'.
- Reflectie op het functioneren ontbreekt. De gesprekspartners constateren bijvoorbeeld dat de spreekuren steeds uitlopen en besluiten samen om meer spreekuurruimte te plannen, zonder dat zij hebben geanalyseerd waarom dit gebeurt.
- Aan het eind van het jaargesprek worden in een gedeeld enthousiasme over verbeterpunten soms te ambitieuze of abstracte doelen geformuleerd. Men besluit bijvoorbeeld alle probleemlijsten te actualiseren.
- De gesprekspartners vergeten een afspraak te maken over het vervolg: wie gaat wat doen en wanneer moet het klaar zijn? Ook voor deze afspraken gelden de bekende SMART-criteria (Specifiek, Meetbaar, Acceptabel, Realistisch, Tijdgebonden).

In het jaargesprek staan de taakinhoud van de medewerker en diens wijze van uitoefenen van die taak centraal. Daarnaast is er aandacht voor de omstandigheden waaronder het werk wordt verricht en kunnen ideeën voor de toekomst worden ingebracht.
Het gesprek heeft een vaste opbouw:
1 Opening; geef wat ruimte om te schakelen van het 'gewone' werk naar dit gesprek, waarin jullie beiden een duidelijke rol hebben: leidinggevende en medewerker.
2 Licht het karakter en het doel van het gesprek toe; haak eventueel in op het laatste jaargesprek dat gevoerd is.
3 Inventariseer de gesprekspunten van de medewerker.
4 De arts noemt de eigen gesprekspunten. In overleg wordt een volgorde afgesproken.
5 Bij knelpunten, problemen die ter tafel komen, vraagt de arts naar zienswijze en suggesties van de medewerker.
6 Beiden beschrijven hoe zij elkaars functioneren ervaren.
7 Afspraken en acties. Tijdens het gesprek maakt de leidinggevende bij ieder onderwerp afspraken over wie welke actie onderneemt. Bij het afronden van het gesprek vatten beiden de gemaakte afspraken samen.
8 Het verslag bevat de afspraken, over werk, samenwerking en ontwikkeling, en wordt door beiden ondertekend.

Er zijn talloze redenen om jaargesprekken te voeren. Hierbij kun je bijvoorbeeld denken aan het verbeteren van de motivatie en kwaliteit van het functioneren van je assistent, maar bijvoorbeeld ook aan het verbeteren van de communicatie en de samenwerking. Ook is dit een uitgelezen moment om knelpunten te inventariseren en weg te nemen. Dit zal in de praktijk bijdragen tot een afname van personeelsverloop en ziekteverzuim, en tot een verbetering van de kwaliteit van zorg. Tot slot kun je bijvoorbeeld ook inspelen op ontplooiingswensen en toekomstplannen van je medewerkers.

Hoe vaak een dergelijk gesprek plaatsvindt, zal verschillen per situatie. Het minimum is eenmaal per jaar. Een hogere frequentie is zeker raadzaam wanneer nieuwe praktijkmedewerkers in dienst zijn gekomen. Dan zal ook een beoordelingsgesprek plaatsvinden, waarin wordt vastgesteld of er al dan geen vaste aanstelling volgt.

Overeenkomstige situaties

Het voeren van een periodiek evaluatiegesprek tussen huisartsopleider en aios.
Gesprekken met collega's in een groepspraktijk of HOED.

Leerpunten

- Kondig het jaargesprek tijdig aan en reserveer voldoende tijd.
- Zorg voor een rustige ruimte waar je niet wordt gestoord door telefoon, collega's of patiënten.
- Kleineer de inbreng van je medewerker niet en aanvaard zijn gevoelens.
- Stimuleer je medewerker om zelf met oplossingen te komen.
- Stel open vragen en vraag zo veel mogelijk door (wie, wat, waarom, wanneer, hoe, waar).
- Wees niet bang te confronteren, alleen dan kan je medewerker zijn knelpunten ontdekken.
- Breng positieve punten in.
- Leg de afspraken schriftelijk vast en onderteken deze beiden.
- Kijk naar het functioneren in het afgelopen jaar en niet naar de laatste weken.

Literatuur, hulpbronnen

Brand P, Boendermaker P, Venekamp R. Klinisch onderwijs en opleiden in de praktijk. Houten: Prelum, 2010.
Haan J de, Dijkers FW, Nijland A (red). Praktijkvoering voor de huisarts. Maarssen: Elsevier gezondheidszorg, 2005.
Osch W van, Wiel HBM van de. Competent communiceren. Assen: Koninklijke Van Gorcum, 2001.
Ranzijn E. De huisarts aan de leiding. Houten: Bohn Stafleu van Loghum, 2008.

Buiten de huisartsvoorziening (met andere specialisten)

9 Laat maar komen!

Casus

Je hebt avonddienst op de huisartsenpost na een drukke praktijkdag en rijdt visite in een achterstandswijk. Mevrouw Jansen, een oudere dame van 75 jaar, voelt zich niet lekker. Haar zoon is bij haar op bezoek en vindt dat er iets moet gebeuren. Mevrouw is bekend met COPD, is niet fit en ligt op bed.
Bij onderzoek hoor je wat crepiteren over beide longen. In dat zachte bed in een benauwd kamertje met weinig verlichting valt het doen van verder onderzoek niet mee. Je weet niet precies wat je ermee aan moet. Is hier sprake van een exacerbatie van COPD of toch iets ernstigers? Bovendien ervaar je de druk die de zoon uitoefent als bijzonder onaangenaam! Je besluit de specialist te bellen. Een jonge dokter (arts-assistent) neemt wat kortaf de telefoon op. Je raakt wat van je à propos. Je zegt: 'Ja, ik ben hier bij mevrouw Jansen', en vertelt je bevindingen. De arts-assistent begint korzelig allerlei vragen te stellen: hoe is de bloeddruk, temperatuur, CVD etc. De stemming wordt er niet beter op en je hebt het gevoel dat je wordt overhoord. Er is weinig begrip voor de situatie waarin je zit. Je hoort jezelf hakkelen en baalt ervan. Je voelt je klem zitten in deze situatie met deze patiënt en deze zoon. Maar dat er iets moet gebeuren, daarvan ben je ook overtuigd. Ten slotte zegt de arts-assistent met een zucht: 'Laat maar komen!'.

Analyse

De omstandigheden kunnen soms behoorlijk tegenzitten. De huisarts heeft avonddienst en is moe na een dag werken. Zij bezoekt een haar onbekende patiënt in een achterstandswijk. Ook dat kan effect hebben op haar gemoedstoestand. In deze context – in een kleine, donkere

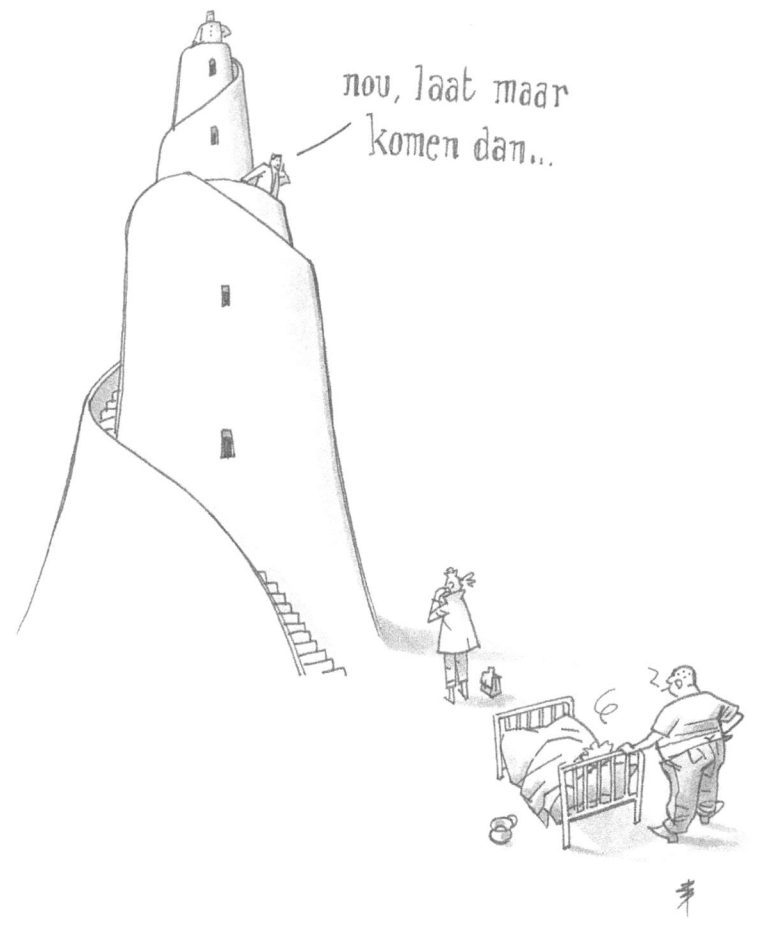

kamer en een patiënt in een zacht bed – is het voor de huisarts moeilijk klinische gegevens te verkrijgen. Bovendien is er een zoon die de dokter onder druk zet: of in ieder geval beleeft de huisarts het zo.
Het gevolg is dat de huisarts voor zichzelf geen hypothese of differentiaaldiagnose formuleert en de specialist belt zonder een helder doel voor ogen te hebben. Bovendien gaat de huisarts niet na of de ander openstaat voor de informatie en laat zij toe dat de ander haar overhoort.
De arts-assistent stelt zich vermoedelijk zo op omdat na het contact met de huisarts hij op zijn beurt op eenzelfde manier wordt overhoord door zijn supervisor.

Theorie en oplossingen

Een huisarts die telefonisch contact opneemt met een specialist dient, voordat dit contact tot stand komt, stil te staan bij het doel dat hij wil bereiken: overleg, advies, de patiënt laten zien op de polikliniek of een opname van de patiënt. Daarnaast dient hij zich af te vragen in wat voor situatie zijn telefoontje binnenkomt: is de specialist diep in slaap, druk bezig op de OK of in de eetzaal? Een goede openingszin is: 'Heb je even tijd?' Vervolgens wordt een duidelijke vraagstelling geformuleerd.
Ook moet de intentie van het overleg direct kenbaar worden gemaakt. Na de vraag over de situatie waarin de specialist zich bevindt, kan men bijvoorbeeld zeggen: 'Ik ben thuis bij een patiënt die ik wil insturen. Kan ik even overleggen?'
Ervaren huisartsen laten hun houding afhangen van degene die ze aan de telefoon krijgen. De houding van de specialist speelt natuurlijk ook een rol. Als de huisarts zijn aandeel duidelijk en helder formuleert, mag men van de specialist verwachten dat deze wil meedenken en bereid is zich te verplaatsen in de situatie van de huisarts.
Vanuit de communicatiewetenschappen is de Wet van Maier bekend:

> Wet van Maier: $E = K \times A$
> effect = kwaliteit × acceptatie (aandacht)

Het effect van de communicatie is het product van de kwaliteit van de gegeven informatie en de acceptatie van het gebodene.
De kwaliteit wordt voornamelijk bepaald door de inhoudelijke deskundigheid van de betrokkenen: heeft men genoeg expertise om een optimale oplossing te formuleren voor het probleem? Is die overtuiging er, dan komt het erop aan te bedenken hoe de ander het beste luistert. De acceptatie groeit als de ander actief wordt betrokken bij het formuleren van het probleem en het bedenken van de oplossing.

Huisartsen waarderen het zeer als een specialist bereid is om mee te denken. Specialisten waarderen het als de huisarts een duidelijk verhaal vertelt. Dit sluit aan bij de Wet van Maier.
Begrip voor de omstandigheden waarin men verkeert, is daarbij voor beide partijen belangrijk. Zowel een huisarts als een specialist kan in de omstandigheden verkeren dat meerdere mensen/situaties hun aandacht verdienen. Het lijkt een goed idee om dit van beide kanten te be-

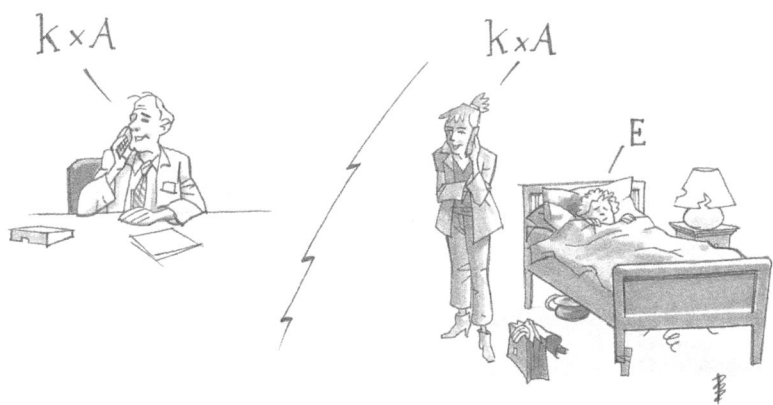

noemen. Hetzelfde geldt voor het 'overhoren' van de huisarts door een arts-assistent. Het zou beter zijn als arts-assistenten de reden hiervoor expliciteren.

Volgens zowel huisartsen als specialisten speelt het feit of men elkaar kent een grote rol. Is dit het geval, dan is de drempel voor overleg lager, weet men ook welke toon het beste past bij de betreffende collega en verloopt het telefonisch contact beter.

Overeenkomstige situaties

Naast het telefonisch overleg tijdens de dienst leidt de bereikbaarheid overdag vaak tot problemen. Het verschil in dagprogramma tussen huisarts en specialist speelt daarbij een rol. Specialisten bellen vaak na vijf uur 's middags, als de huisartspraktijk niet meer te bereiken is.
De Wet van Maier gaat ook op voor andere gesprekken, zoals gesprekken met collega's, personeel en functioneringsgesprekken.

Leerpunten

- Besef welke vraag je wilt stellen aan een specialist die je belt. Formuleer deze duidelijk.
- Vraag aandacht voor de situatie waarin je je bevindt.
- Besef dat ook de persoon die je belt in een situatie kan verkeren die een negatieve invloed heeft op de communicatie. 'Heb je even tijd?' is een goede vraag om het gesprek mee te beginnen!

Literatuur, hulpbronnen

Berendsen AJ, Benneker WH, Meyboom-de Jong B, Klazinga NS, Schuling J. Motives and preferences of general practitioners for new collaboration models with medical specialists: a qualitative study. BMC Health Serv Res 2007;7:4.

Berendsen AJ, Benneker WH, Schuling J, Rijkers-Koorn N, Slaets JP, Meyboom-de Jong B. Collaboration with general practitioners: preferences of medical specialists – a qualitative study. BMC Health Serv Res 2006;6:155.

Berendsen AJ, Kuiken A, Benneker WH, Meyboom-de Jong B, Voorn TB, Schuling J. How do general practitioners and specialists value their mutual communication? A survey. BMC Health Serv Res 2009;9:143.

Ik weet nog wel een mannetje... (Huisarts en Patiënt; Cahiers over communicatie en attitude, nr. 3). Utrecht: Nederlands Huisartsen Genootschap, 1999.

Zo werken we langs elkaar heen!

Casus

Je bent de huisarts van het echtpaar De Breede, dat in een klein huis in een arbeidersbuurt woont. Zij zijn beiden de 80 jaar gepasseerd. Mevrouw dementeert en staat onder begeleiding van de GGZ-ouderen. Zij bezoekt twee dagen per week de dagbehandeling in een naburig verpleeghuis. Daar heeft een specialist ouderengeneeskunde de supervisie. Mijnheer heeft sinds vijf jaar een stoma. De wijkverpleging bezoekt hen daarom regelmatig. De thuiszorg komt om mevrouw te wassen. Hun zoon woont twee straten verder en houdt de boel goed in de gaten.

De zoon komt bij je op het spreekuur om te spreken over de adviezen van de specialist ouderengeneeskunde. Omdat moeder de laatste tijd meer in de war is, raadde de specialist medicatie aan en vroeg aan de zoon dit kort te sluiten met de psychiater van de GGZ. Volgens de zoon heeft deze psychiater haldol voorgeschreven. De zoon wordt vaak laat in de avond gebeld en gaat dan snel even bij zijn ouders langs. Afgelopen nacht was het weer hommeles en moest hij er om half één naartoe. Hij zegt dat zijn vader dit zo niet volhoudt. Volgens de zoon verwijzen de behandelend artsen naar elkaar voor verdere actie. Hij is ten einde raad en vraagt je om advies.

Naar aanleiding van dit bezoek besluit je tot een vervroegde visite. Voordat je bij het echtpaar op bezoek gaat, probeer je de psychiater te bellen. Deze blijkt helaas onbereikbaar. Tijdens het bezoek onderzoek je mevrouw. Bij het lichamelijk onderzoek vind je geen afwijkingen en ook de urine is in orde. Je twijfelt toch of er niet sprake is van een delier en besluit patiënte naar de klinisch geriater te sturen om onderzoek te laten doen naar een onderliggend lijden. Bovendien heb je dan tenminste weer de regie in eigen hand. Een maand later kom je de specialist ouderengeneeskunde

> tegen. Hij uit zijn onvrede over de verwijzing naar de klinisch geriater. 'Zo werken we langs elkaar heen!', roept hij uit.

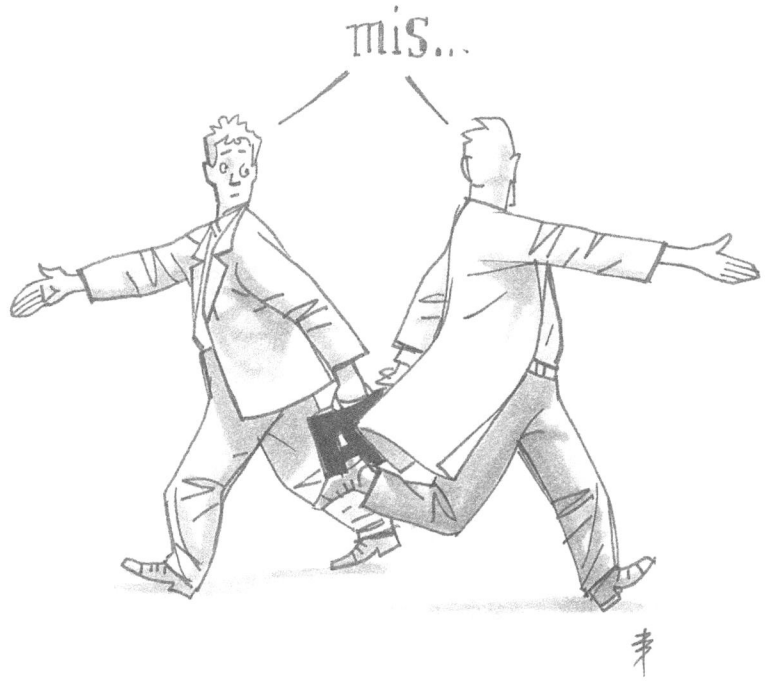

Analyse

Dokters veronderstellen nogal eens dat zij de enigen zijn die hulp kunnen bieden op het moment dat de patiënt voor hen zit. Daar komt bij dat veel dokters geneigd zijn tot actie: zij doen graag iets voor hun patiënt. In een dergelijke constellatie vergeet de dokter al gauw dat er ook andere spelers op het toneel zijn. Daarmee voelen de anderen zich op hun beurt verongelijkt, omdat zij niet als serieuze medespelers worden gezien. Zo kan een domeinstrijd tussen de betrokkenen ontstaan met ergernis, afstand en rivaliteit. Een dergelijke situatie kan leiden tot tegenstrijdige adviezen en onvrede of zelfs verwarring bij de patiënt en diens mantelzorgers. Bij deze mevrouw zijn de thuiszorg, de wijkverpleging, twee mantelzorgers en drie behandelaars betrokken. De huisarts besluit de patiënt te verwijzen en schakelt daarom een vierde behandelaar in.
Tussen al deze hulpverleners zijn geen werkafspraken gemaakt. In dit geval was het beter geweest tenminste met de beide andere behande-

lend artsen telefonisch contact op te nemen, voordat tot verwijzing werd overgegaan. Dit contact had ook de POH van de huisarts kunnen leggen. In deze casus ontbreekt het aan regie. De zoon en zijn ouders dreigen er de dupe van te worden. De onvrede bij zowel de patiënt, diens mantelzorgers als de behandelend artsen groeit.

Theorie en oplossingen

Om situaties als hiervoor beschreven te voorkomen, is het aan te raden afspraken te maken over de regie en over de onderlinge bereikbaarheid. Dit kan het beste in een plan. Maak voor het opstellen van dit plan (eenmalig) tijd, nodig de anderen uit, stem de zorg en behandeling met elkaar af en leg evaluatiemomenten vast. Het opstellen van een plan zou de POH kunnen verzorgen. Geef de andere partijen de ruimte om op het opgestelde plan commentaar te geven. Deze procedure hoeft niet veel tijd te kosten. De aanwezigheid van een dergelijk plan voorkomt vaak irritaties op langere termijn. Ook voor de samenwerking tussen verschillende disciplines geldt dat een goed begin het halve werk is.

Het voeren van *regie* vereist in alle situaties:
- het hebben van een visie: wat is voor deze patiënt de beste zorg en hoe moet die worden gegeven?
- het nemen van verantwoordelijkheid voor het eindresultaat. Men moet dus bereid zijn het beleid te herzien, aan te passen en te verbeteren.
- kennis hebben van het 'spelersmateriaal'. Het moet duidelijk zijn wie goed is in wat. Dit kan niet alleen betrekking hebben op de functie (psychiater, specialist ouderengeneeskunde etc.), maar ook op de persoonlijke kwaliteiten van deze functionarissen. Men moet goed weten wat de rol van de functionarissen is en hen zo nodig coachen in de richting van het beoogde resultaat.

In een werkbespreking moeten de zaken worden afgestemd. Hierbij kan men controleren welke informatie betrokkenen hebben. Komt de informatie overeen en zo nee, waar niet en hoe komt dat? Vervolgens moet men de informatie afstemmen, een gemeenschappelijke visie vaststellen en de rolverdeling afspreken.
De volgende afspraken worden gemaakt:
- Wie is hoofdbehandelaar (wie heeft de regie)?
- Wie is de medebehandelaar?
- Wie is de consulent?

De regel is over het algemeen dat de hoofdbehandelaar en de medebehandelaar elkaar op de hoogte brengen van alle acties rondom complexe patiënten. Een consulent brengt een behandeladvies uit.

Maak ook afspraken over de bereikbaarheid:
- Op welk tijdstip zouden we elkaar het beste kunnen bellen?
- Op welk telefoonnummer zijn we het beste voor elkaar te bereiken?
- Op welk e-mailadres zijn we te bereiken?
- Nemen we rechtstreeks met elkaar contact op of gaat dit via een casemanager (POH)?

Als men elkaar eenmaal kent, wordt samenwerken veel gemakkelijker. Als een werkoverleg tussen de betrokken partijen op deze manier heeft plaatsgevonden en het plan is opgesteld, kan voor een volgende patiënt wellicht worden volstaan met een contact per telefoon of e-mail. In de toekomst is misschien een keteninformatiesysteem (KIS) hiervoor het medium.

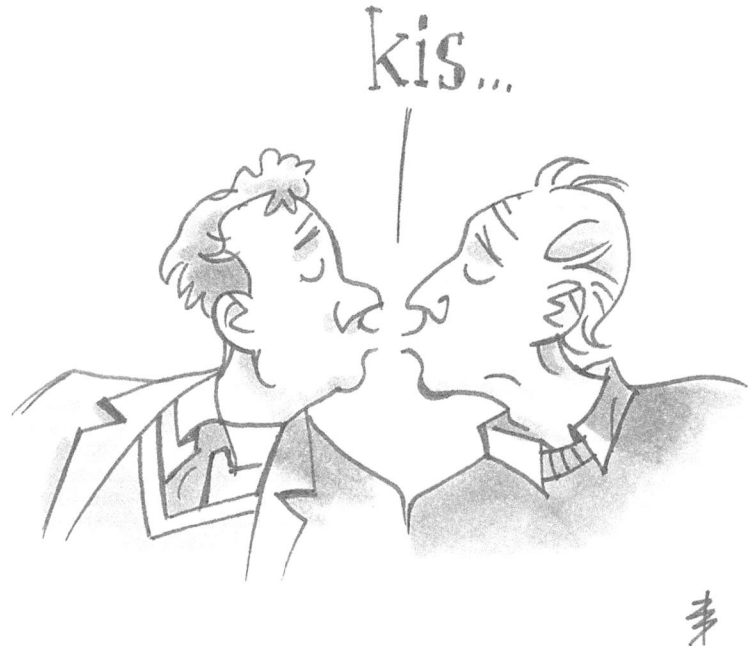

Overeenkomstige situaties

Bij alle contacten tussen verschillende disciplines kunnen irritaties ontstaan als er geen goede afspraken zijn gemaakt. Onduidelijke werkafspraken en incomplete informatie-uitwisseling kunnen leiden tot tegenstrijdige adviezen. Dit vinden patiënten zeer problematisch. Deze situatie kan zich voordoen in de samenwerking met andere specialisten, maar ook in de samenwerking met de patiënt en diens mantelzorgers, de thuiszorg, wijkverpleging, fysiotherapie en collega-huisartsen in de waarneming.

Leerpunten

- Voor elke complexe patiënt zou met de andere behandelaars een plan moeten worden opgesteld, bijvoorbeeld voor ouderen, patiënten met kanker en chronisch psychiatrische patiënten.
- Investeer één keer in goede afspraken met andere disciplines. Stel een plan van aanpak op en spreek af wie behandelaar, medebehandelaar en wie consulent is.
- Maak ook afspraken over de onderlinge bereikbaarheid.

Literatuur, hulpbronnen

Berendsen AJ, Jong GM de, Meyboom-de Jong B, Dekker JH, Schuling J. Transition of care: experiences and preferences of patients across the primary/secondary interface – a qualitative study. BMC Health Serv Res 2009;9:62.

Berendsen AJ, Jong GM de, Schuling J, Bosveld HE, Waal MW de, Mitchell GK, Meer K van der, Meyboom-de Jong B. Patient's need for choice and information across the interface between primary and secondary care: a survey. Patient Educ Couns 2010;79(1):100-5.

Donkers ECMM, Bras A, Dingenen ECM van. Ketens met karakter. Med Contact 2008;63:822-4.

KNMG, V&VN, KNOV, KNGF, KNMP, NIP, NVZ, NFU, GGZ Nederland, NPCF. Handreiking Verantwoordelijkheidsverdeling bij samenwerking in de zorg. Utrecht: Koninklijke Nederlandsche Maatschappij tot bevordering der Geneeskunst, 2010.

Met dank aan

Arjan Bosscha

Nico van Egmond

Josca Fokkema-Elders

Peter van Hasselt

Ivo Heij

Dorien Janssen

Be Sprenger

GPSR Compliance

The European Union's (EU) General Product Safety Regulation (GPSR) is a set of rules that requires consumer products to be safe and our obligations to ensure this.

If you have any concerns about our products, you can contact us on

ProductSafety@springernature.com

In case Publisher is established outside the EU, the EU authorized representative is:

Springer Nature Customer Service Center GmbH
Europaplatz 3
69115 Heidelberg, Germany

www.ingramcontent.com/pod-product-compliance
Ingram Content Group UK Ltd.
Pitfield, Milton Keynes, MK11 3LW, UK
UKHW051853200426
11947UKWH00046B/1662